스스로
선택하는
죽음

Selbst bestimmt sterben by Gian Domenico Borasio
© Verlag C.H.Beck oHG, München 2014
Korean Translation Copyright © 2015 Dongnyok Science Publishers
Korean edition is published by arrangement with Verlag C.H. Beck oHG through Icarias Agency

스스로 선택하는 죽음

존엄사의 의미와 그 실현가능성

초판 1쇄 펴낸날 2015년 12월 30일

지은이 지안 도메니코 보라시오
옮긴이 김영하
펴낸이 이건복
펴낸곳 동녘사이언스

전무 정락윤
주간 곽종구
편집 이정신 최미혜 박은영 이환희 사공영
미술 조하늘 고영선
영업 김진규 조현수
관리 서숙희 장하나 김지하

인쇄·제본 영신사 **라미네이팅** 북웨어 **종이** 한서지업사

등록 제 406-2004-000024호 2004년 10월 21일
주소 (10881) 경기도 파주시 회동길 77-26
전화 영업 031-955-3000 편집 031-955-3005 **전송** 031-955-3009
블로그 www.dongnyok.com **전자우편** editor@dongnyok.com

ISBN 978-89-9024-763-6 03510

스스로
선택하는
죽음

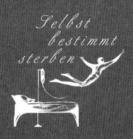

Selbst
bestimmt
sterben

존엄사의 의미와
그 실현가능성

지안 도메니코 보라시오 지음
김영하 옮김

동녘사이언스

차례

2부 스스로 선택하기의 의미

머리말

새로 쓴 책이 어째서 죽음에 관한 것인가? 많은 이유가 있지만 그중에서도 가장 중요한 동기는 바로 2013년 독일을 다시 뜨겁게 달군 이른바 존엄사 논쟁이었다. 당시 토론은 여러모로 감상적으로 치우쳐서 누군가는 자신의 뻔한 의도를 명백히 하는 데 주저하지 않았고 그렇지 않은 경우에는 다분히 이상주의로 빠져버렸다. 그러다보니 그저 존엄사를 찬성하느냐 반대하느냐 라는 양자택일의 상황만이 남았고 결국 토론의 대상 자체인 존엄사 문제는 우리의 시야에서 사라져버렸다. 물론 이 모든 논쟁은 양도불가한 자율적 임종, 즉 "나의 죽음은 내것이다"라는 단순한 명제에 관한 것임을 특히 존엄사 찬성론자들은 누차 강조한다. 하지만 자율적 임종이 도대체 무엇인지에 관해 심각하게 생각해보는 사람의 수는 놀라울 정도로 적다.

이 책은 죽음의 자율성에 관한 논쟁을 임종 순간의 선택으로만 국한하는 것이 너무 단순할 뿐만 아니라 비현실적이라는 주명제에서 출발한다. 이렇게 되면 죽음의 자율성 문제는 실제 죽음을 목적에 둔 극소수의 사람들에게만 결정적 기준이 될 뿐이다. 그러나 모든 사람이 자신의 죽음을 스스로 선택할 수 있다면 오늘날의 다문화되고 다원화된 현대사회에서 죽음의 자율성이 갖는 의미는 대체 무엇인가라는 의문이 제기된다. 과연 이것이 특수한 상황에서는 제3자의 조력을 통해 생을 마칠 수 있도록 허용해야 한다는 것에만 국한된 질문일까? 언론이 뜨겁게 다루는 이른바 존엄사 논쟁이 정작 임종을 앞둔 대부분의 사람들에게 더 큰 의미가 있는 중요한 현실을 덮어버리고 있는 것은 아닐까?

의사로서 환자 인생의 마지막 길을 동행하는 특권을 부여받게 되면 존엄사-토크쇼에서 단순·일반화하여 예측해대는 것보다 훨씬 더 복합적인 현실에 맞닥뜨리게 된다. 너무 당연한 말이지만 모든 사람은 다 다르게 죽는다. 그리고 대부분은 그들이 살아온 방식대로 죽음을 맞는다. 죽음을 목전에 둔 사람들의 소망과 두려움 그리고 비참함은 우리의 인생처럼 다양하다. 자신은 절대 스스로 죽음을 결정하고 싶지 않고 제3자에게 전적으로 의탁해(이 또한 자율성에 속한 일련의 행위건만) 죽음을 맞이할 것이므로 이러한 자율성 논쟁은 자신과 전혀 무관하다고 생각하는 사람들의 수도 실제로 적지 않다.

이 책은 현재 독일의 법적 상황과 임상사례를 근거로, 자율적 죽음에 관한 논쟁에서 끊임없이 대두되고 있으나 혼란을 야기하는 다양한 개념들(능동적·소극적·간접적 존엄사, 자의임종suicide[1] 보조, 안락사 등)을 명확하게 정립하고자 한다. 또한 과히 유쾌하지 않은 논쟁에 휩쓸리기보다는 생의 마지막 단계에서 좀 더 중요한 문제에 전력을 기울일 수 있도록 하는 '존엄사' 법률 제정을 위한 법률안을 포함하고 있다.[2]

2부에서는 지금까지 논쟁에서 거의 배제되었으나 실상 대부분의 사람들에게 임종 순간의 선택보다 훨씬 더 중요한 의미가 있는 죽음의 자율성에 대해 다루도록 하겠다. '자율'의 의미를 좀 더 심도있게 고찰하고 사전조치, 가족의 역할 및 사회심리학적·문화적·영적 요소, 그리고 삶의 마지막 단계에서 우리가 하는 선택들에 건강산업이 미치는 무시할 수 없는 영향력에 관해 이야기할 것이다.

　독자들이 다른 도움없이 이 책 한 권만으로도 스스로 결정하는 죽음이란 무엇인지에 관해 이해할 수 있도록 쓰고자 노력하였다. 임종에 관한 도입부는 저자의 첫번째 저서《죽음에 관하여 Über das Sterben》를 기반으로 하고 있으나 동일한 내용의 반복을 최대한 줄이기 위해 여러 인용문을 추가하였다. 주제에 따라 좀 더 세밀하게 다루거나 복합적으로 기술된 부분이 다소 있으므로 이에 대해서는 미리 독자의 양해를 구한다. 첫번째 책이 '초보자를 위한 죽음'을, 그리고 이를 더욱 구조적이고 심오하게 다룬 이 책이 '상급자를 위한 죽음'을 다루었으리라 예상하는 독자가 있다면 완전히 틀린 추측은 아닐 것이다.

　이 책이 극히 협소하게 규정된 자율성의 개념에서 벗어나 임종에 관한 객관적 토론이 이루어지는 데 일조하기를 바란다. 무엇보다도 사람들이 자신의 유한성을 의식하고 죽음의 공포를 조금이라도 줄이는 데 도움이 되기를 바란다.

2014년 8월 뮌헨/로잔에서
지안 도메니코 보라시오

1부

존엄사(안락사)의 의미

Selbst
bestimmt
sterben

1

존엄사란 무엇인가: 기묘한 논쟁

독일에서 소위 '존엄사'보다 감정적이고 모순적이며 경우에 따라 이념화되기까지 한 논쟁이 없다는 것은 실로 믿기 어려운 사실이다. 이는 논쟁의 주제가 대체 무엇인지에 관해 토론자들이 매우 다른 생각을 하고 있다는 사실을 통해서도 끊임없이 확인된다. '능동적'·'수동적'·'간접적' 존엄사, 안락사, 조력을 받은 자의 임종suicide 그리고 기타 많은 개념들이 아무렇게나 뒤섞여 서로 다른 얘기를 하느라 토론이 핵심을 벗어나는 일은 다반사다. 도입부인 1부에서는 이러한 혼란이 야기되는 이유를 설명하고 이성적인 토론을 위한 전제조건을 기술하고자 한다. 2부에서는 '자율적 죽음'이란 대체 무엇이며 이를 막고 있는 장애물은 어떤 것들인지 파악하고 소위 '존엄사 논쟁'이 왜 이렇게 간략하게만 다루어지는지에 대해 언급하고자 한다.

임종에 대한 논의의 비합리성: 인구통계학적 발전의 경시

해가 바뀔수록 임종에 관한 논의가 이상하리만치 길을 잃고 반이성주의로 빠지는 광경을 목도하게 된다. 사실을 경시하거나 왜곡하기도 하고 학문을 무시하며 건전한 상식마저 외면하기도 한다. 아무리 지성이 뛰어난 사람이라도 예외가 없는데 이러한 행동을 하는 이유는 간단하다. 바로 공포심 때문이다. 죽음에 대한 공포는, 생물학적 관점에서 수긍 가능한, 사람이 경험하는 가장 큰 공포심이다. 이와 겹치는 감정으로 지난 수십 년간 증가율을 보인 죽음 전반에 대한 공포가 있는데 이는 삶의 마지막 단계를 고통 속에 시달리거나 방법을 가리지 않고 생명연장을 최대명제로 하는 첨단의학에 속절없이 내몰리는 상황에 대한 공포를 의미한다.

이러한 공포는 사람들의 내면에 깊숙히 자리하고 있다. 어떻게 죽기를 원하는가라는 질문에 과반수는 "고통없이 빨리"라고 답한다. 하지만 극소수(약 5%)의 사람들만이 그 소원을 이룰 뿐이고, 독일 국민의 1/3은 최상의 간호시설과 완화치료 설비의 도움을 받으며 2~3년에 걸친 (이를테면 암과 같은) 중단기적 죽음을 맞이하기를 희망한다. 실제로 이런 유형의 사망율이 전체의 약 40%에 이르기는 하지만 그렇다고 모두가 소망한대로 이러한 죽음을 맞이한다는 보장은 물론 없다. 반대로 거의 모든 사람들이 절대로 기피하는 죽음의 선두에 치매의 범주가 속하는데, 지금도 계속 증가 추세에 있는 이 질병은 앞으로 전체 사망율의

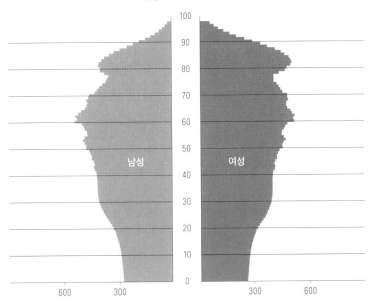

표 1.1: 2050년 독일의 연령별 예상분포도(단위: 천 명)

40~50%를 차지하게 될 것으로 예측된다.

이는 알음알음 퍼져 있음에도 아직까지는 그럭저럭 숨기고 있는 인구통계학적 발전에 근거하고 있는데, 2050년 독일의 연령별 예상분포도(표 1.1)를 살펴보면 확실히 알 수 있다.

2050년까지 독일의 80세 이상 인구는 천만 명을 넘어설 것으로 예상된다. 100세 이상 연령층도 열 배로 증가할 것이다. 평균수명은 85세로 늘어나 대부분의 사망자가 85세 이상일 것이다.[1] 그중 3/4은 그때까지 묘약이 개발되지 않는 한 정도의 차이는 있

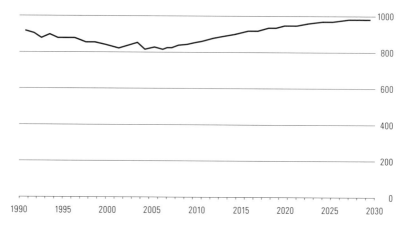

표 1.2: 2030년까지 독일 사망자 수(단위: 천 명)

겠지만 치매를 앓으며 생활 전반에 걸친 도움을 필요로 하게 될 것이고 이로 인해 간병에 대한 요구는 새로운 국면을 맞이하게 될 것이다. 현재 1년에 약 80만에 이르는 독일의 사망자 수가 전후 최고의 출생율을 기록한 베이비붐 세대가 사망하는 2030년 이후부터는 100만 이상으로 증가해(표 1.2) 간병에 관한 사회적 요청은 더욱 증가할 것이다.

　기상변화의 결과에 관한 토론과 인구통계학적 발전의 예측에 관한 토론의 중대한 차이점은, 후자는 결정적으로 현존하면서 하루하루 늙어가는 인간에 관한 문제라는 점이다. 핵전쟁과 같은 범세계적 대참사가 아니고서는 이러한 예측을 근본적으로 바꿀 수 없다. 또한 기상변화는 우리가 어찌할 수 없는 자연의 결정에 맡겨진 문제인 반면 인구통계학적 발전에 관한 문제는 우리가 오늘이라도 토론을 통해 내린 결정에 따라 영향력을 행사할 수 있다.

관련 정책의 부재

앞서 언급한 인구통계학적 발전의 불가피성이라는 관점에서만 보더라도 이렇게 거침없이 인류에게 밀어닥칠 쓰나미를 방지하거나 최소한 어느 정도 준비하기 위해서는 정치권이 나서야 하겠지만 현실은 그렇지 못하다.

물론 인구 노령화에 관한 수많은 포럼과 토크쇼, 전문가 회의와 심포지엄이 개최되고 있다. 그간 매우 각광받는 주제가 된 덕에 연방정부 인터넷사이트에서도 독일의 〈인구통계학 정책〉이라는 흥미로운 문서를 접할 수 있을 정도이다. 그런데 이상하게도 77쪽에 달하는 이 정책의 상세판에서 '완화치료', '호스피스', '죽음', '사망' 또는 '임종'이라는 단어는 찾을 수가 없다.[2]

이는 임종에 관한 논의의 비합리성을 단적으로 보여주는 좋은 예다. 실제로 이 문서에는 죽음에 관한 논의가 완전히 배제되어 있다. 일반적으로 대개의 사람은 질병으로 인해 장기간 치료나 요양을 거쳐 죽음에 이르게 됨에도 정부의 관련 사이트에서 이에 대한 언급을 전혀 하지 않고 있다는 것은 모든 사망자가 어느 정도의 고연령에 이르면 아플 새도 없이 금방 숨을 거둔다고 파악하고 있다는 의미로 간주할 수 있다. 독일 양로원에 거주하는 노인의 평균 생존연한은 1년을 약간 상회한다. 앞으로는 양로원과 요양원이 자택이나 병원보다 더 빈도가 높은 독일 내 제1의 임종 장소가 될 전망이다. 이런 상황에서 자율적 죽음을 과연 어떠한 시각으로 바라보아야 할 것인가? 이에 관해서는 추후 더 얘기해보도록 하겠다.

역사적 고찰

지난 수년간 각종 방송매체들이 자율성이야말로 절대적으로 중요한 임종에 있어서의 가치라고 전파해왔지만, 문화역사학적 발전선상에서 보자면 우리는 이제 겨우 그 자율성을 인정하기 시작하는 초기 단계에 있다. 인류의 시작부터 바로 얼마 전까지만 해도 예정된 운명을 따르며 다른 사람(통상 특정 직업의 대리인)에게 자신의 죽음에 관한 해석 전권全權을 위임하는 일은 당연했다. 중세에는 이러한 죽음의 예술ars moriendi을 담당하는 주체가 영적 대리인 즉, 목사나 신부였으며, 현대에는 의사가 전권을 위임받아 "백의白衣를 두른 반신半神"으로까지 일컬어지는 추세이다. 두 직업 모두 임종을 앞둔 사람을 직업적으로(성직자는 영원한 안식을, 의사는 건강을) 돌본다. 하지만 여기에는 이러한 보살핌을 선의의 후견(주의) 형태로 전복시키려는 위험이 내재되어 있다.

　임종에 처한 사람들의 영원한 안식을 위해 그들에게 필요한 것이 무엇인지를 성직자들이 다른 누구보다 더 잘 알고 있다는 것은, 이 일이 말하자면 그들의 직업 내용에 속하기 때문이다. 성직자들이 죽음의 순간이 도래했다고 확신하였을 때 그 사람에게 영원한 안식을 부여한다는 의미로 성스러운 '마지막 향유'를 이마에 떨어트리는 행위는 사망 직전in articulo mirtis 단 한번 이루어졌고, 이는 수백년 간 절대불변의 임종 예식 절차로 인정받아왔다. 그러나 오늘날 천주교뿐만 아니라 개신교에서도 '마지막 향유'는 더이상 언급되지 않는다. 대신 그들은 병자성사病者聖事에 대해 말한다. 이러한 성사나 예배는 수차례 진행될 수 있으며 이는 성직자들이 더이상 죽음의 순간을 자신의 능력으로 예측해내지 않아도 된다는 안도감을 보장해준다.

의사들도 의학적 범위 안에서는 그들의 전문지식이 절대적으로 인정되지만, 그렇다고 '건강'이라는 명제를 정의할 특권까지 함께 부여받았는가라는 문제는 현재 시점에서 봤을 때 그 어느 때보다 불확실하다. "당신의 건강이 어떠한지 그리고 다시 건강을 회복하기 위해 무엇이 필요한지에 관해서는 내가 당신보다 훨씬 더 잘 알고 있다." 이렇듯 아주 최근까지만 하더라도 (부분적으로는 아직까지도) 의사는 거부 불가능한 전지적 후견자 위치에서 환자를 돌볼 수 있었다. 그로 인해 환자는 의사의 구호목적용 선의의 수동적 대상물이 되어버렸다. 앞으로 보게 되겠지만 그것이 꼭 나쁜 것만은 아니다.

어찌 되었든 의사가 가지는 전지적 후견자로서의 태도는 특히 임종과 관련하여 볼 때 근본적 문제가 있다. 의학에서 의료행위란 환자를 건강한 상태로 회복시키는 것을 의미하므로 환자의 사망은 곧 건강의 소멸을 의미하여 의사의 의료행위가 실패했다는 것으로 간주된다. 이렇게 본다면 어차피 모든 환자는 언젠가 죽게 될 것이므로 의료행위는 결국 항상 실패할 수밖에 없다. 그렇다면 의료행위의 초점을 다소 비의학적 요소가 포함되더라도 환자의 안녕에 둘 것인가 아니면 의료산업에서 절대적으로 추구하는 강력한 죽음의 통제를 통한 생명의 연장에 둘 것인가에 대한 선택만이 있을 뿐이다. 다들 알고 있다시피 우리의 보건복지 시스템은 지난 수백년 간 두번째 방식을 꾸준히 따르고 있다. 이로 인해 아래 사례와 같이 환자와 가족뿐만 아니라 우리 모두에게 매우 안타까운 상황이 초래되었다.

W씨(여)는 20년 전 남편이 사망한 후 혼자 살면서 열심히 그림도 그리고 시도 쓰는 정정한 노인이었다. 생물학적인 이유로 친구들이 하나 둘 세상을 뜨면서 인간관계가 점차 협소해지기는 했지만 그외에는 아무 문제가 없는 삶이었다. 그녀는 평화로운 죽음을 간절히 바라는 마음에서 나이를 고려해 어떠한 입원 지시도 따르지 않겠다는 사전의료의향서를 작성하였고, 이를 자신의 의료대리인인 아들에게 건네주었다. 그녀의 아들은 다른 도시에 살고 있었는데 이것이 문제가 되었다. 가벼운 뇌졸중 증세로 고생한 W씨에게 그녀의 가정의는 집안에서 어딘가 부딪힐 경우를 대비해 비상경보센서를 지니고 있으라고 설득했고 동의를 받아냈다. 몇 개월 후 W씨가 훨씬 더 강한 뇌출혈로 의식을 잃고 집에서 쓰러졌을 때 그녀의 몸에 부착된 센서가 훌륭한 역할을 수행했다.
구조요청을 받은 구급대원과 의사는 그녀의 상태를 안정시키

1부 존엄사(안락사)의 의미

기 위한 모든 조치를 취한 후 병원으로 이송하였고, 그곳에서 W씨는 폐렴 초기 증상으로 항생제 치료를 받고 2주간 코 튜브를 통한 인위적인 영양공급을 받게 되었다. 곧 W씨의 상태가 호전되었고 혼자서 먹고 마시는 것이 가능하게 되었다. 그 사이 아들이 사전의료의향서를 가지고 왔지만 이미 노부인의 상태가 호전되었으므로 퇴원을 하는 부인에게 그 서류는 더 이상 필요가 없게 되었다.

집으로 돌아온 후 부인은 매우 열정적인 젊은 가정의의 보호관리를 받게 되었다. 가정의는 W씨가 충분한 음식을 섭취할 수 있도록 신경쓰라는 지시를 간병인들에게 내렸고 그녀가 다시 '일어설 수 있도록 돕기' 위해 매일 1시간씩 집으로 물리치료사가 방문하도록 처방하였다. 하지만 W씨는 이러한 선의의 치료를 제대로 받아들일 만한 상태가 아니었다. 거의 말을 하지 않았고 자의로는 절대 침대를 벗어나지 않았으며 대부분의 시간을 자면서 먹고 마시는 것조차 멀리하였다. W씨의 생명은 마치 촛불이 서서히 꺼지듯 사그라들고 있었다. 간병인들의 음식물 투입 시도나 물리치료사의 근력 활성화 노력은 그녀를 점점 더 고통스럽게 했고 결국 아들이 가정의와 수차례에 걸친 논의와 논쟁 끝에 W씨가 더이상 괴롭힘을 당하지 않고 평화롭게 죽음을 맞이할 수 있도록 하기 위해 변호사를 선임해야만 했다. 가정의는 W씨의 치료를 위한 열정적인 노력이 이토록 하찮게 여겨지는 상황에 경악했지만 어머니를 무덤에 평화롭게 안장시키고자 하는 아들을 차마 고

소할 수는 없었다. 사망 당시 W씨의 나이는 103세였다.[3]

반대 운동: 완화치료palliative care

1960년대 말부터 의학 시스템 내에 아주 작고 소심한 반대 운동이 시작되었다. 이 운동은 절대 우연이라고는 볼 수 없는 한 여성으로부터 시작되었는데, 그녀는 자신의 직업적 시야를 당시의 통상적 범위에 가두지 않고 죽음 너머의 세계로까지 확장시킨 용기있는 사람이었다. 정식 수련을 마친 간호사이자 사회복지사이며 의사였던 그녀는 (당시 영국에 여의사는 극소수였다) 자신을

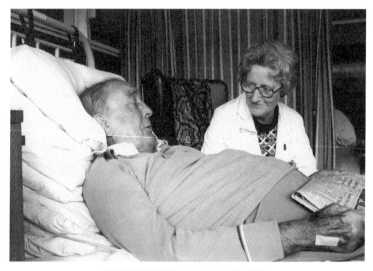

환자와 병상에서 담소를 나누는 시슬리 손더스

"원–우먼 멀티프로페셔널 팀one-woman multiprofessional team"이라며 전형적인 영국식 유머로 소개하였다. 비록 노벨의학상을 받지는 못했지만 환자 한 명 만나본 적 없는 몇몇 분자생물학자보다 그녀가 훨씬 더 그 상을 받을 권리가 있다고 생각한다.

그 여인은 바로 현대 완화치료와 호스피스의 창시자인 데임 시슬리 손더스Dame Cicely Saunders, 1918~2005이다. 1967년 임종을 앞둔 사람들의 간호와 마지막 가는 길을 동행해주는 첫번째 현대식 시설인 성 크리스토퍼 호스피스가 런던에 설립되면서 의학계에 조용한 혁명이 시작되었다. 완화치료와 호스피스 간호에 관한 소개는 저자의 첫번째 책《죽음에 관하여》에 상세히 기술되어 있다. 이 책에서는 자율적 죽음과 관련된 요소만 꺼내어 다시 살펴보겠다.

진영논리와 반사적 반응

미디어에 소개되는 '존엄사 논쟁'을 주의깊게 관찰하다보면 독일은 두 개의 진영이 대립하고 있음을 금방 알 수 있다. 한쪽 진영에서는 '존엄사의 합법화' 즉, 자신의 의지로 생을 마감할 수 있는 (촉탁살인) 혹은 스스로 생을 마감할 수 있도록 돕는 (자의임종보조) 조치의 실행을 위한 법적 허용을 격렬히 요구하며 그 근거로 개인의 자유, 품위를 지키며 죽을 권리 그리고 국민 개개인의 인생관에 대해 중립성을 유지해야 하는 국가의 법칙 등을 들고 있다. 이에 반대 의견을 내려는 다양한 시도는 반사적으로 보수

주의이자 자유를 억압하는 행위로 치부된다.

거대 기독교회가 지지하는 두번째 진영은 극단적으로 표현하자면 모든 촉탁살인과 자의임종suicide 보조 행위를 범법으로 간주하며, 이러한 입장의 근거로 인간의 존엄성과 타인에 의한 사용불가성을 든다. 그 주장대로라면 인간은 살 권리는 있지만 죽을 권리는 없다. 이를 의심하는 것은 마치 노인에게 젊은 세대를 위해서 제발 '사회적으로 용인되는 조기早期 사망'을 실행하라고 엄청난 압박을 가해 밀쳐내는 것과 같다는 두려움에 휩싸여 있다. 여기서도 반대 의견을 내려는 시도는 반사적으로 비윤리주의적이자 인간을 경시하는 태도로 낙인찍힌다.

공포심이 좋은 조언자가 될 수 없다는 것은 다들 충분히 알고 있다. 게다가 공포심은 이성적인 토론을 방해하는 기본 요소이다. (자신의) 죽음에 대한 공포에 차마 버리기 힘든 윤리적 상황을 포기해야만 한다는 공포까지 덧붙여진다면 현 상황에서 진정한 개선을 목적으로 하는 대화는 사실상 불가능하다.

이성적 토론을 위한 전제조건

따라서 현재로서는 임종의 자율성에 관한 이성적 토론을 위해 필요한 몇몇 전제조건이 충분하지 않다. 자율성이란 아무것도 없는 맨땅에서 생겨나는 것이 아니라 수많은 요인들의 영향을 받는 것이기 때문에 그 의미에 관해 먼저 신중히 생각해볼 필요가 있다. 특히 바람직하다고 생각되는 전제조건은 아래와 같다.

- 논쟁에서 사용하는 전문용어(존엄사, (연명) 의료행위의 중단, 자의 임종suicide 보조 등)의 의미를 확실히 하는 것
- 감성적 또는 이념적으로 치우친 주장과 객관적 논증을 분리하는 것
- 기존 '존엄사 논쟁'의 벽을 넘어서는, 이 문제에 당면한 사람들의 요청과 우선권을 고려하는 자율성의 의미를 확대하는 것
- 자율성의 사회심리학적·문화적·영적 측면을 토론에 참작하는 것
- 국민보건에 지대한 영향을 끼치는 경제활력의 역할에 대해 객관적으로 고찰하는 것
- 끝으로 믿기 어려울 정도로 다양한 사람들의 입장과 관점, 그리고 소망과 가치관을 인정하여 합리적 규정을 위한 초석을 세울 준비를 하는 것 등이 이에 포함된다.

이러한 전제조건을 갖추기 위한 작은 힘을 보태려는 시도는 2장에서 다루도록 하겠다.

2

수동적 존엄사와 의학적 요건

겨우 마흔네 살에 신장암 말기 판정을 받은 불치병 환자가 있었다. 아내와 어린 두 자녀들과 함께 행복한 가정을 이루고 있었던 그는 삶을 조금 더 연장하기 위해 힘든 항암치료를 결정하였다. 하지만 어느 날부터 더이상 치료에 효과가 없었고 결국 통증과 심한 피로에 시달리다 완화치료 병동으로 전실되었다. 통증은 곧 완화되었지만 피로감은 더욱 심해졌고 결국 환자가 병동을 살아서 나갈 일은 없음이 명백해졌다. 환자 스스로도 이 사실을 잘 알고 있었지만 그럼에도 그는 유머감각을 잃지 않았다. 크리스마스를 코앞에 둔 어느 날, 성탄절 연휴 전 마지막 회진을 돌던 나에게 그는 이렇게 말했다. "선생님, 크리스마스가 지나면 우리가 더이상 볼 일이 없겠죠?" "아니요, 다시 보게 될 겁니다." 당시 그의 병세가 악화되는 속도가 느렸기 때문에 나는 이렇게 대답했다. "그럼 저랑 내기 하실래요?" 그는 짓궂은 표정을 지었고, "비도덕적인 일만 아니라면 그러죠, 뭐"라고 나는 대답했다. "그럼 한번 두고 봅시다." 그는 웃으며 말했다. 연휴가 끝나고 다시 회진을 온 내게 그가 "선생님이 또 이기셨네요. 자, 그럼 제게 남은 시간은 얼마나 되죠?"라고 웃으며 물었을 때 나는 솔직하게 대답할 수밖에 없었다. "그건 알려드리고 싶어도 알려드릴 수가 없네요. 정말 제 권한 밖의 일입니다." 그는 자신이 한없이 피곤하며 그가 아는 모든 사람들에게 이미 작별인사를 마쳤으니 마지막 길을 단축할 수 있는 방법이 없는지 나에게 물었다. 나는 물론 있다는 답변을 주었다. 그가 처방받은 약은 실은 약해진 신장 활동을 돕는 수액에 불과하지만 투입을 중단하게 되면 신장이 멈추게 되고 그러면 곧바로 죽게 될 것이라고 알려주었다. 환자는 또렷한 정신으로 주의깊게 나의 설명을 듣더니 아내와 얘기해보겠다고 말했다. 그날 오후 그는 자신의 결정을 알렸다. 수액의 공급은 중단되었고, 환자는 며칠 후 가족의 품에서 평화로운 죽음을 맞이했다.

개념 정의와 법적 근거

독일은 이미 1980년대 이후부터 ('죽게 봐두기'라고도 하는) '수동적 존엄사'에 대한 법적 근거가 뚜렷하다. 이는 당사자가 동의하지 않는 한 인간의 신체에 손상을 가하는 의사의 어떠한 개입도 용인되지 않는다는 일반적 법률원칙을 근거로 하고 있는데 쉽게 말하자면 의사의 강제적 의료행위는 금지되어 있다는 것이다.

물론 이 기본 원칙에도 몇 가지 예외는 있다. 정신질환으로 자신이나 타인을 위험하게 만들 수 있는 환자는 자유의지 구축이 불가능하다는 전제하에 의지에 반하는 치료가 허용된다. 하지만 이러한 경우를 제외하고는 환자의 의지에 반하는 모든 치료행위는 상해죄에 해당하는 처벌의 대상이 된다.

즉 의사가 (환자의) 진단이나 치료를 위해 하는 모든 (신체에 대한) 개입은 심장-폐-이식 수술과 같은 경우는 물론, 간단한 채혈까지도 환자에게 미리 설명하고 동의받은 경우에만 허용된다. 이러한 규정은 그간 의학계에 널리 퍼지게 되었고 이에 따라 의사들은 법률적 보장을 최대한으로 받기 위해 환자가 실제로 거의 읽지도 않는 여러 장에 걸친 서면 설명서를 작성해왔다. 하지만 환자의 신체에 개입을 하기 위해서는 아래에서 설명하는 의학적 요건이 그 첫째 전제조건이고 환자의 동의는 두번째 전제조건에 불과하다는 것을 아는 의사들은 거의 없다.

의학적 요건

강연에서 만난 다른 의사 동료들에게 실습할 때 의학적 요건에 관한 강의를 들어본 적 있느냐고 물어보면 단 한 명의 예외도 없이 "없다"라고 대답한다. 이는 실로 심각한 문제이다. 왜냐하면

의학적 요건은 의사가 환자의 신체에 개입하기 위해 필요한 대체불가능한 전제조건이기 때문이다. 앞으로 살펴보겠지만 이 의학적 요건에는 환자의 의지보다 더 중요한 의미가 담겨 있다.

'의학적 요건'이란 개념은 정확히 말하자면 의학적 조치의 의미성 유무에 관한 의사로서의 결정을 의미한다. 과학적 측면에서 환자의 현재 질병 상태에 무효하거나 심지어 유해한 조치(예를 들어, 발견된 병원체에 내성이 있는 항생제를 처방하거나 임종단계의 환자에게 음료나 산소를 투여하는 조치[1])들은 의학적으로 필요하지 않으므로 의사는 이러한 지시를 내릴 수 없다. (단, 환자나 가족이 강력히 요청하는 경우에는 예외로 한다.)

그렇다면 의학적 요건이 있는지 여부는 어떻게 알 수 있을까? 이는 생각보다 간단한데, 의사 스스로가 아래 두 가지 사항을 자문해보면 된다.

1. 내가 이 (의료)조치를 통해 달성하고자 하는 치료의 목표는?
2. 계획된 (의료)조치들이 도달하고자 하는 치료의 목표에 부합하는 현실적인 방법인가?

사람들은 항상 어떤 합리적 목표를 달성하기 위해 치료를 하기 때문에 첫번째 질문은 다소 무의미해 보인다. 그럼에도 내가 속한 뮌헨 대학병원 완화치료팀이 위급한 상황에서 중환자실에 호출되었을 때 바로 이 질문으로 문제의 절반을 해결할 수 있었다.[2] 치료의 목표에 대한 동료 의사들의 모범생스러운 답변을 간략하게 압축하자면 이런 내용이다. "그게 말이죠, 6주 전 환자가 우리한테 왔을 때만 해도 가망이 좀 보였어요. 하지만 3주가 지나면서 가능성이 전혀 없다는 걸 알게 되었고, 3일 전부터는 여러 장기의 기능부전multiorgan dysfunction 상태라 무슨 수를 써도 앞으로 3일을 넘기기 힘들다고 봐요. 그런데 다음 환자 때문에 이 침상이 당장 급한 상황이라 당신들을 부른 겁니다."

굳이 중환자실 환자 옆에서 그들만큼 지친 가족들을 배려하기 위한 이유가 아니더라도 동료 의사들의 이러한 진술은 당시 상황을 충분히 잘 정리해준다. 3일도 아닌 이미 3주 전부터 환자에게 이루어진 조치는 생명의 연장이 아닌 죽음의 연장이었다. 이는 명백하게 합리적인 의학적 치료 목표라고 할 수 없다. 환자가 더이상 혼수상태에서 깨어날 수 없고 중환자실을 살아서 나갈 수 없다는 사실을 의사가 인정하는 순간부터 또 다른 집중 치료를 위한 의학적 요건은 사라진다. 다시 말해 치료를 중단한다는 것이다. 현재 상황과 (치료) 중단 사유를 가족에게 충분히 설명하고 이를 실행하면 그 이후의 상황은 자연스레 해결된다.

그에 반해 의학적 요건의 유무는 확실치 않지만, 예를 들어 중증치매 환자에게 영양을 공급(치료 목표)하기 위해 위관stomach tube을 통한 인공적 영양 섭취PEG, percutaneous endoscopic gastrostomy (계획된 조치)를 실행하는 것이 현실적으로 가능한지에 대한 답변이 우선되어야 할 것이다. 같은 맥락에서 아래와 같은 합리적 치료 목표들은 추구해볼 만하다.

- 생명의 연장
- 영양 섭취 상태의 호전
- 생활 상태 개선
- 욕창 치료 개선
- 사례 완화

기본적으로 이러한 목표는 제각기 추구해볼 만한 가치가 있다. 그러나 이와 관련된 모든 학술논문에서 중증치매 환자가 경피 내시경하 위루술PEG 시술로 치료 목적을 달성했다는 사례는 단 한군데에서도 찾아볼 수 없다.[3] 오히려 경피 내시경하 위루술 시술 후 치매환자들의 감염 위험과 사망율이 현저히 증가해 치매환자에 대한 시술은 효과가 없을 뿐만 아니라 위험하기까지 하다는 게 중론이다.[4] 따라서 이 환자들에게는 의학적 치료가 필요하지 않은 것이 아니라 전문용어로 말하자면 시행 금지되어야 한다. 다시 말해 현재의 의학계에서 중증치매 환자에게 영양공급용 튜브를 삽입하는 것은 통상 의료사고를 의미한다.

합리적 치료 목표(자문 1)가 없거나 추구하는 치료 목표와 관련하여 계획된 조치가 효과가 없을 뿐만 아니라 심지어는 위험하기까지 하다면(자문 2) 더 말할 필요도 없이, 환자가 아무리 원하더라도 이러한 치료 조치는 절대 실행되어서는 안된다. 하지만 그럼에도 아래 사례와 같이 경우에 따라 난제에 봉착하기도 한다.

이 나라에서 손꼽히는 기업인이었던 75세 환자의 사례이다. 그는 평생 엄청난 부를 축적하였지만 (흡연으로 인한) 말기 폐암으로 병원에 입원한 상태였다. 암은 간과 뼈조직, 뇌로 전이metastasis되었고 그에게 남은 시간은 겨우 몇주 뿐이었다. 하지만 환자는 기적적으로 완치될 수 있다고 믿었고 낫게만 해준다면 사례비는 얼마든지 주겠다고 하는데도 아무런 방법을 제시하지 못하는 의사들을 이해할 수 없었다.

엎친 데 덮친 격으로 환자는 암으로도 모자라 합병증으로 급성심근염myocarditis까지 발병하면서 심장이 극도로 나빠졌다. 죽음이 코 앞에 이른 상황에서 의사 중 누군가가 심장을 이식하면 치료할 수 있을 것이라는 말을 생각없이 흘렸다. 환자는 즉시 그 의사에게 단 며칠을 더 살더라도 당장 이식수술을 해달라고 부탁하였다. 의사는 환자 상태가 결코 수술을 이겨낼 수 없으므로 해당사항이 없다고 설명했지만, 환자는 대노하며 어떤 위험이든 자신이 감수할테니 빨리 수술을 하라고 소리를 질렀다. 환자는 당장 수술을 하지 않으면 모든 인맥을 총동원해 의사의 커리어를 완전히 뭉개버리겠다고 협박하였고, 스트레스를 받은 의사는 환자가 암을 앓고 있기 때문에 이식 대기자 명단에 오를 수 없다고 설명했지만 환자는 돈으로 다 해결할 수 있는 문제라고 우겼다. 결국 더이상 참지 못한 의사는 환자에게 필요하지 않은 조치를 절대로 집도하지 않을 것이라고 단호하게 말했다. 며칠 후 환자는 사망하였고, 다행히도 그 의사는 아무 제약없이 의사 생활을 계속할 수 있었다.

환자와 환자의 가족에게 특정한 치료 조치가 의학적으로 아무런 의미가 없음을 세세하게 설명하는 것은 많은 의사들에게, 특히나 가족과 변호사가 합심해서 의사의 인생을 망쳐버리겠다고 협박이라도 하는 상황이라면, 정말로 신경 쓰이는 힘든 일이다. 그러나 애석하게도 (환자가 스스로 가하는 상해를 포함하여) 환자가 더이상의 상해를 당할 위험에 처하지 않도록 보호하는 일도 의사의 중요한 업무 중 하나이다.

물론 환자에게 위험할 수도 있지만 최소한이라도 도움이 되는 조치의 경우에는 상황이 완전히 다른데, 이를 불분명한 요건이라고 한다. 이러한 회색 영역은 의학계에서 자주 볼 수 있는데 이 문제를 해결하는 방법은 오로지 진솔한 대화뿐이다. 의사는 해당 조치를 통한 치료 가능성이 미미하며 최악의 경우 심각한 (예를 들어 3차 또는 4차 항암 화학치료와 같은 경우 특히 자주 발생하는) 합병증을 유발할 수 있음을 환자와 가족에게 솔직하게 설명해야 할 의무가 있다.

이때 의사는 의사-환자 관계의 비대칭성을 잘 인식해야만 한다. 중병을 앓는 환자는 의사가 자신에게 좋지 않은 치료를 권하지 않을 것이라고 확신하고 항상 긍정적인 부분만 들으려고 한다. 그러나 의사들, 특히 암의학에 종사하는 의사들 중 자신이나 친지에게는 절대 권하지 않을 치료 방법을 양심없이 환자에게 제안하는 경우가 있다. 물론 환자에게 '뭐든 방법이 될 만한 것을 제공'해야 한다는 것은 맞다. 하지만 의사로서 이러한 태도는 인간적으로는 이해할 수 있을지 모르나 윤리적으로는 논란의 여지가 있다. 이와 관련해서는 11장에서 살펴보도록 하겠다.

환자의 의지

일단 의학적 요건이 확실해지면 (혹은 의심스러우나마 존재하기라도 한다면) 그 다음 필수 단계인 환자에게 동의 구하기 단계로 진입하게 되는데 그때 이루어지는 세번째 질문은 아래와 같다.

3. 치료 목표와 계획된 처치들이 환자의 의지에 부합하는가?

　치료의 목표와 계획된 처치를 구별하는 것은 실제 임상과정에서는 매우 중요하다. 환자가 치료 목표 자체를 처음부터 동의하지 않을 수도 있기 때문이다. 극단적인 예로 원치 않는 소생조치를 미연에 방지하기 위해 "Do Not Resucitate(심폐소생술 금지)"라는 문신을 가슴에 새긴 사람들도 있다.[5]

　반면 치료 목표에는 동의하지만 치료 처치에는 동의하지 않는 경우가 있는데, 종교적 이유로 수혈을 거부하는 여호와의 증인들이 좋은 예다. 여호와의 증인인 신도가 자동차 사고를 당했을 때 구조되고 싶은 것(치료 목표)은 당연하나 혈액제제 투여(치료 처치)는 받지 않겠다는 것이다. 점차 생명의 위협이 높아짐에도 환자가 종교적 신념을 근거로 치료를 거부한다면 의사는 절대적으로 이를 존중하고 다른 방법을 찾아야만 한다.[6]

예외 상황: 식물인간

식물인간의 경우는 예외적 상황이다. 이 증상은 사고(외상Trauma)나 혈액순환장애 또는 산소결핍(저산소증Hypoxia) 등으로 발생한 심각한 뇌손상으로 나타난다. 뇌의 표면인 대뇌피질은 언어, 사고, 의식 등 뇌의 모든 상위활동을 관장하는데, 이곳이 심각하게 손상되어 이러한 모든 뇌의 활동이 멈춘 상태를 식물인간이라고 한다. 그러나 뇌의 심층부인 뇌간腦幹이 아직 활동을 해서 스스로 호흡이 가능하고 밤낮의 규칙적 순환에 따라 낮에는 눈을 뜨고 있기도 한다(독일어 Wachkoma, 즉 '깨어있는 혼수상태'라는 말은 여기서 파생되었다). 기적처럼 혼수상태에서 '깨어난' 경우가 계속 보도되고는 있지만, 식물인간 상태로 1년이 경과할 경우 호전될 가능성은 극히 적다고 할 수 있다.

베아테 라코타Beate Lakotta 기자가 이 주제에 관해 심층적으로 파고든 〈알렉산더의 이별〉이라는 감동적인 기사가 2006년 11월 13일자《슈피겔》잡지에 실린 적이 있다. 기사의 첫 문장은 이렇게 시작된다. "죽어도 되려면 얼마나 기다려야 하나요?"

알렉산더 N은 상대측의 과실로 발생한 교통사고로 심각한 뇌손상을 입은 20세 환자였다. 사고 전 그는 운동도 열심히 하고 수능에서도 높은 점수를 받은 건강한 청년이었다. 사고가 있기 전, 친구 하나가 심각한 스쿠터 사고로 식물인간 상태가 된 것을 보고 알렉산더는 자신이 그런 상황이 되면 인위적으로 생명을 연장하지 않도록 애써달라고 어머니에게 부탁했다.

그런 알렉산더 본인이 식물인간이 되었다. 어머니가 아들의 인위적인 영양섭취를 조심스레 막기 시작하자 의사는 아들을 굶길 작정이냐며 따져물었다. 결국 어머니는 알렉산더를 요양시설에 입원시킬 수밖에 없었다. 그로부터 약 2년이 지난 후, 어머니는 아들을 집으로 데려가기로 결정하고 베를린에 있는 의사 미하엘 드 리더Michael de Ridder에게 도움을 요청하였다. 나중에 《우리는 어떻게 죽고 싶은가》[7]라는 중요한 책을 저술할 드 리더는 신경학적 감정서를 작성하도록 하였고, 알렉산더와 가장 가까운 지인 다섯 사람이 그가 이런 상황에서 생명을 유지하고 싶어하지 않는다는 의사를 표명했음을 서면으로 증언하였다. 그후 드 리더와 가정의는 인위적인 영양공급 중지 계획을 간병인들에게 솔직하게 털어놓았다. 하지만 이는 현행 법률상 '수동적 존엄사'에 해당했고, 간병인들은 환자의 간호와 관련한 양심의 문제로 이에 관여하지 않을 권리가 있음을 밝히고 N 부인을 법원에 고발하였다. 판사는 이를 살인미수로 간주하고 알렉산더를 긴급히 보호하고 계속해서 영양공급을 할 수 있도록 보호시설로 유치시켰다. 베를린 지방법원이 명백한 법적 오류를 시정하고 어머니에게 알렉산더에 대한 보호권한을 다시 돌려 주기까지는 약 1년의 시간이 걸렸다. 알렉산더는 사고가 난 지 4년만에야 완화치료를 받으면서 집에서 평안하게 죽음을 맞이할 수 있었다.[8]

2009년부터 독일에서 시행 발효된 〈보호감독권에 대한 제3차 수정법률〉을 근거로 알렉산더와 특히 그의 어머니가 겪어야 했던 이 오디세이가 이제 더이상 독일에는 존재하지 않는 과거사이기를 바란다. 〈환자의 처치에 관한 법률〉이라고도 알려진 법률 조항에 관해서는 10장에서 상세히 다루도록 하겠다.

이 법률은 환자의 처치에 관해서만 정해놓은 것이 아니라 환자의 처치에 관한 내용이 존재하지 않을 경우 어떻게 해야 하는지에 관해서도 규정해놓았다는 점에서 중요하다. 그런 경우 알렉산더 이야기의 결말처럼 환자의 추론가능한 의지에 따르도록 한다.[9] 그밖에도 이 법률은 환자의 의지를 탐문하기 전에 의사가 행하는 의학적 요건 심사의 중요성에 관해서도 상세히 규정해놓았다.[10]

독일과 유럽 일각에서는 혼수상태 환자의 '질병 상태'를 부인하고 이를 장애인의 특별한 형태로 간주하려는 의견이 있다.[11] 이외에도 특히 천주교회의 보수진영에서는 튜브나 혈관을 통할지라도 음식의 인위적인 투여는 의료조치가 아닌 기초 간병의 구성요소이므로 환자가 상세하게 중단을 지시한 경우를 제외하고는 어떠한 경우라도 중지해서는 안된다고 주장한다.

독일의사협회는 일명 '엘루아나 엔글라로 사건'[12]을 기화로 이탈리아에서 사실상 문화전쟁을 방불케한 논쟁이 일어났던 이러한 극단적인 견해에 동조하지 않는다. 연방의사회의 공식입장은, 환자의 의지가 부재하다는 확실한 증거가 있을 경우, 일단 혼수상태 환자에게 식음료의 투여를 위한 의료적 조치를 실행하는 것을 원칙으로 한다. 이는 현재의 과학지식을 근거로 의사소통 능력의 회복 가능성이 더이상 존재하지 않는 장기 혼수상태 환자에게도 해당된다.[13]

의사, 특히 완화치료의의 관점에서 말하자면 주위환경과 접촉하고 사람들과 소통하는 것이 불가능한 혼수상태의 입원환자라고 하찮은 것은 아니다. 예를 들어 혼수상태의 환자에게 급성 심근경색(이전 사례 참조)이 왔는데 대체할 장기가 있다고 해서 심장이식을 찬성하는 정신나간 의사는 없을 것이다.

최근의 학문 발전속도로 볼 때 앞으로는 MRI와 같은 이른바 '영상화 기능'의 도움을 받아 더이상 회복 불가능하다고 판단되는 환자와 호전 가능성이 있다고 판단되는 혼수상태 환자의 구분이 가능해질 것이다.[14] 그러나 현재로서는 이러한 구분없이 무조건적으로 실행해야 하는 인위적인 식음료 투여의 절대적 의무 때문에 확실히 회복불능인 장기 혼수상태 환자의 생명을 유지하는 것이 과연 진정한 치료인가라는 문제에 부딪히게 된다. 이 논쟁은 앞으로 내내 우리와 함께 할 것이다.

선례

지금까지의 '죽도록 놔두기' 사례에는 현대의학사의 특색이 나타나 있다. 20세기 후반부터 의학은 끊임없이 발달한 기술과 약품의 도움으로 치료 방법에서 엄청난 진보를 이루었다. 심각한 교통사고에도 구조대원과 사고전문 외과의, 집중치료 전문의 간의 체계적 협조로 살아남을 확률이 높아졌고, 전반적인 의학기술의 발달로 인간의 평균수명 또한 크게 높아졌다.

하지만 새로운 의료기술에 대한 만족감은 유감스럽게도 의사들에게 마치 자신들이 신처럼 전지전능한 권한을 가졌다는 호승심을 불러일으키게 했다(하지만 '백의의 반신'이란 용어가 이때부터 시작된 것은 아니다). 외과의술과 집중치료 의학의 급진적 발전으로 의료계의 오만은 하늘을 찔렀고, 의사에 대해 '가끔 완치도 시키고 자주 통증을 완화시켜주며 (무엇보다) 항상 위로를 주는'[15] 직업이라고 지칭했던 정다운 옛 표현은 사라졌다. 대신 이제 환자 사망을 최종적 실패(이며, 몇몇에게는 자기애에 대한 절대적 모욕으)로 간주하는 자제력을 상실한 치료학상의 행동주의만 남았을 뿐이다. 2007년 6월 7일자 독일 일간지《차이트》에 실린 뮌헨의 저명한 심장외과의 브루노 라이햐르트Bruno Reichart의 인터뷰 기사 〈나는 죽음을 증오한다〉는 동일선상에서 이해할 수 있다.[16]

완화치료의학과 호스피스의 발전은 인간의 유한성에 대한 심리적 억압의 반사행동으로 볼 수 있다.[17] 11장에서 보겠지만 무엇보다도 완화치료의학은 "단지 (생명연장이) 가능하다고 진정 중요한 의미가 있는가"와 같은 의문을 제기하기 때문에 의학 시스템에서는 불편한 존재이다. 의학에서 절실히 필요한 것은 자연스러운 죽음과 고통스러운 삶의 '자비로운 중단'이라고 표현할 수 있는 죽음에 대한 재인식이다. 이와 관련한 희망적 징후는 이미 존재한다.[18]

실제 의미

'죽도록 놔두기'의 실제 의미는 항상 과소평가되어 왔다. 2003년 발표된 유럽의 한 학술논문에 따르면, 이탈리아 전체 사망 건수의 1/3과 스위스 전체 사망 건수의 절반은 생명을 연장시킬 수 있는 잠재적 연명조치를 이행하지 않거나 중단하기로 결정한 후 발생하였다.[19] 독일은 이 학술논문에 참여하지 않았지만 스위스 쪽에 더 가깝다. 모든 임상경험을 통해 볼 때 임종을 앞둔 사람들의 최소 1/4은 이렇게 '죽도록 놔두기'로 결정하거나 최소한 그에 관해 논의라도 해보는 것이 의미가 있었을 것임에도 이 방식을 따르지 않는다. 달리 말하면 임종을 앞둔 사람들의 3/4(75%)은 이 문제에 직면한다는 것을 의미한다. 스위스의 경우 조력을 받아 자의임종suicide하는 사망자 비율은 0.7% 정도이다. 따라서 죽게 놔두는 것에 관한 문제가, 통계학적으만 보았을 때, 조력을 받아 자의임종suicide하는 문제보다 백 배는 더 중요하다. 하지만 이 문제에 관한 미디어의 관심은 너무 부족하고 현실은 대중매체를 통해 1만 배는 비틀려 있다. 이는 실로 심각한 현실이다.

'죽도록 놔두기'는 기존의 연명조치를 중단하고 환자의 희망에 따라 생명을 단축하는 상황에서 실제로 중요한 또 다른 의미를 지닌다. 하지만 이 방식은 환자나 가족에게는 실제적 도움을 줄 수 있는 안락사나 자의임종suicide과는 전혀 관련이 없다.

46세 남성 D씨는 항상 운동을 즐기며 트레이닝을 받아왔다. 스위스의 산을 사랑했던 D씨는 많은 시간을 산에서 신선한 공기를 마시며 더할 나위없이 건강하게 생활했지만 애석하게도 3년전 루게릭병ALS: amyotrophic lateral sclerosis에 걸리고 말았다. 루게릭병은 근육이 소멸하고 마비가 진행되어 2~3년 안에 기도 마비로 죽음에 이르는 불치병이다. 점차 움직일 수 없게 되는 상황에서도 D씨는 유머감각과 긍정적인 마인드를 유지하였다. 하지만 호흡곤란으로 수면이 방해받기 시작하자 침습성이 없는 자가치료호흡기를 병실에 들였다. 이 기기는 마스크 환기mask ventilation의 특별한 형태로 수면성 무호흡 신드롬을 겪는 환자를 위한 장치였다.[20]

D씨에게 이 조치는 두 가지 이유로 중요했다. 첫째, 수면에 확실한 도움을 주어 낮 동안 편히 안정을 취할 수 있었고 이로 인해 생활이 놀라울 정도로 개선되었다. 그리고 둘째, (죽음에 대한) 두려움을 없애주는 훨씬 더 중요한 효과가 있었다. D씨는 원래부터 운명을 스스로 제어하고 싶어하는 사람이었다. 익스트림 스포츠를 할 때도 지나칠 정도로 꼼꼼하게 만반의 준비를 하고 절대 운에 맡기지 않는 성격이었다. 그런 D씨에게 인생이 견디기 힘들 정도로 끔찍한 상황에 처할 수 있다는 생각은 그를 암담하게 만들었다. D씨는 초반에는 휠체어를 타게 될 것이라는 생각만으로도 끔찍해 했지만 다른 많은 환자들과 마찬가지로 시간이 지나면서 점차 전동휠체어에 잘 적응하게 되었다. 그러나 언어구사 능력이 점차 저하되

1부 존엄사(안락사)의 의미

는 현상은 오랜 기간 방송사에서 일해온 D씨에게 말 그대로 악몽과도 같은 상황이었다. D씨는 스위스에서 살고 있었으므로 그곳에서 활동하는 자의임종suicide 보조협회에 연락해 도움을 청했다. 하지만 자신이 자의임종suicide 방식을 따를 경우 지금까지 사랑으로 함께 해온 아내에게 악영향을 미칠 것이 염려되었다.

이런 상황에서 침습성이 없는 자가치료호흡기는 문제를 해결해줄 수 있는 매우 바람직한 방법이었다. 루게릭병 환자들은 시간이 경과하면 병세가 악화되어 호흡기에 의존하게 된다. 호흡 마스크 착용 시간은 점점 길어지다가 결국은 밤낮으로 대부분의 시간을 마스크에 의존해야 하게 되는데, 이 순간부터 호흡 중단은 곧 호흡 저하로 인한 사망을 의미하게 된다. 수많은 루게릭병 환자에게 중요한 의미를 지니고, 가족에게는 마음의 짐을 덜어주는 역할을 하는 이러한 호흡 중단 처치는 자의임종suicide이나 안락사와는 전혀 무관한, '수동적 존엄사' 혹은 '죽도록 놔두기'의 전형적인 사례이다.

환자가 호흡이 멈춰 고통스러운 호흡곤란에 빠지는 것을 어떻게 방지할 수 있을까? 이때 필요한 조치가 바로 3장에서 상세히 다루게 될 '통증완화제 투약을 통한 진정'이라는 방식이다. 그곳에서 D씨를 다시 만나 보도록 하겠다 (3장 62쪽에서 계속).

루게릭과 같은 질병은 불가항력적이기는 하나 오랜 시간에 걸쳐 병이 진전되기 때문에 환자가 현존하는 치료법을 살피고 의사와 상담하여 여러가지 시도를 해볼 만한 시간이 허락된다. 다만 환자는 이 조치들이 결코 의사의 '일방통행'적 조치가 아님을 인식하고 있으면 된다. 한번 시작한 의료조치라도 환자가 동의를 철회하는 순간 의사는 치료를 바로 중단해야 한다. 몇몇 질병 중 특히 '장기기능 부전(심장, 폐, 간 등의 기능저하)'와 같은 경우, 아래 사례와 같이 연명치료를 포기할 경우 극적인 결과를 초래하기도 한다.

68세의 이 남성은 극도로 과체중인, 말 그대로 헤비급 환자였다. 대기업을 이끌어온 남성은 자신의 명령이 즉시 실행되는 데 익숙한 사람이었지만 안타깝게도 그의 신체, 특히 심장은 그의 뜻대로 되지 않은 지 이미 오래였다. 그는 부정맥과 진전된 심부전증이 동반된 복합적인 심장병을 앓고 있었다. 그 때문에 다리에 물이 차고 호흡곤란이 자주 일어나 침상에 묶여 있을 수밖에 없었다. 약을 복용하고 심장박동 조종기Heart pacemaker를 달면서까지 오랜 시간 병이 낫기를 바랐지만 허사였다. 남성의 병은 점차 진전되었고 결국 타인에게 완전히 의지해야만 하는, 그에게는 너무나도 끔찍한 상황이 되었다. 늘 긍정적이었던 심장전문의는 환자의 집요한 질문에 못이겨 결국, 더이상 치료 방법이 없으며 증세가 계속 악화되다 사망하게 될 것이라는 사실을 알릴 수밖에 없었다. 환자는 그 즉시 입을 다물었고 가족을 불러 짧게 얘기를 나눈 후 의사에게 상황이 그렇다면 지금 바로 죽을 수 있도록 조치하라고 명령조로 지시했다.

의사들은 당황할 수밖에 없었다. 스위스에서는 자의임종suicide 보조는 허용되지만 촉탁살인(6장 참조)은 용인되지 않았다. 더욱이 자의임종suicide 보조는 병원이 아니라 일반적으로 집에서 실행해야만 하는 조치였다. 퇴원을 고려해볼 수는 있으나 퇴원과 자의임종suicide 보조 방식을 준비하는 데만 거의 2주가 걸릴 거라는 의사의 설명에 환자의 분노는 폭발했다. 그는 의사들에게 내 병을 고칠 수 없다면 최소한 나를 당장 죽일 수는 있어야 하는 거 아니냐며 욕을 퍼부었다. 치료 담당의들은 일련의 상황들로 인한 심적 부담을 견디지 못하고 완화치료팀에 도움을 요청하였고 환자는 마지못해 이를 받아들였다. 그의 한결같은 염원은 "고통을 완화시키는 것이 아니라 죽는 것이다. 그것도 가능한 한 빨리!"였다. 그에게는 생존 자체가 참을 수 없는 고통이 되어버린 것이다.

환자에게 취할 수 있는 조치에 관해 치료를 담당한 심장병 전문의들과 완화치료팀이 공조하는 후속 논의가 이어지던 중 환자에 대한 한 가지 결정적인 단서가 떠올랐다. 환자는 아직 심장박동 조종기를 달고 있었다. 심장질환의 특수성 때문에 이 기기는 환자의 생명을 유지하는 데 절대적으로 필요한 것으로 작동을 중단하는 즉시 심정지가 일어나게 되어 있었다. 심장박동 조종기는 인공호흡기와 같은 의료적 조치이므로 환자는 이 조치의 연장을 거부할 권리가 당연히 있었다. 이를

확인한 심장전문의들은 환자에게 심장박동 조종기의 작동 차
단(과 후유증으로 즉각적 사망)을 원하는지 물었고, 환자는 "그
런 생각은 미리 할 수도 있었잖소"라고 냉랭하게 답했다. 그
는 가족과 작별 인사를 나눈 뒤 고통 예방 차원에서 (3장 '통
증완화제 투약을 통한 진정' 참조) 약물로 마취를 한 후 그날 바
로 눈을 감을 수 있었다.

환자가 사망한 후 완화치료의들에게는 예상하지 못한 또 다
른 문제가 발생했다. 그것은 임종에 동행할 때 자주 발생하는, 이
사례의 경우 담당 심장전문 외과과장에 대한 심리학적 간호 문
제였다. 환자와 가족이 심장박동 조종기를 끄는 데 동의했고 담
당의가 이것이 용인된 '수동적 존엄사'에 해당하는 조치임을 정
확히 이해했다 하더라도 의사가 의료조치를 아예 시도하지 않는
것과 상황에 따라 중단하는 것은 커다란 차이가 있다. 심장박동
조종기의 작동을 중단하는 순간 환자가 죽는다는 사실을 의사는
정확히 인식하고 있었다. 담당의는 이성적으로는 그렇지 않다는
것을 알고 있음에도 마치 자신이 환자에게 사형을 집행하는 것
같았다고 토로했다. 완화치료의들은 동료의 이러한 심적 부담을
상쇄시켜주기 위해 노련한 심리학자와 수차례의 상담을 연계해
주었다.

'수동적 존엄사' 및 (연방재판소의 신 용어에 의거한) '의료행위
중단'이란 용어는 그 자체만으로도 어려운 개념으로 이를 대체할
만한 전문용어는 5장에서 소개하겠다. 실제로 연명 의료행위 조

치의 중단은 아무래도 부담이 따르는데, 특히 의사와 간호팀에게
는 더 큰 부담을 지운다. 현재 독일의 종합병원에서 점진적으로
개설되고 있는 병원윤리위원회는 이러한 의료진을 혼자 두지 않
고 복잡한 결정 과정에 신중히 동행하는 업무를 하고 있다.[21]

3

간접적 존엄사와 통증완화제 투약을 통한 진정

여기서 소개할 사례와 관련한 모든 문제들이 해결되는 데 6년이라는 고통스러운 시간이 소요되었다는 것은 독일 법 시스템은 물론 독일의사협회가 진정 부끄러워해야 할 일이다. 지난 수십 년간 어렵게 축적해온 완화치료 지식을 이제 실제 임상치료에 적용할 수 있는 시기가 도래하였다는 생각은 그야말로 일장춘몽에 지나지 않는다.

사건은 독일 남부의 한 대학병원에서 발생하였다. 폐 전문의인 A 박사는 상당히 진전된 폐섬유증으로 죽음을 기다리고 있었다. 이 사실에 대해서는 (이 점이 상당히 중요하다) 모두, 다시 말해 치료 담당의와 간호인, 환자의 아내와 아들, 그리고 대학병원 외과의인 환자 본인이 보기에도 이견은 없었다. 폐섬유증은 악성 불치병으로, 폐조직이 울퉁불퉁한 결체조직으로 대체되면서 (혈액에서 추출되는) 이산화탄소를 (공기 중) 산소로 바꾸는 데 절대적으로 필요한 폐포의 면적을 축소시키는 병이다. 이에 대한 효과적인 치료법은 아직 존재하지 않기 때문에 환자는 호흡곤란이 점점 심해지는 고통을 겪다가 결국 사망하게 된다. A 박사 본인도 폐전문의로서 이 병에 걸린 환자를 담당해왔기에 이 사실을 잘 알고 있었다. 그는 자신이 임종단계로 접어들었을 경우 연명치료 조치를 거부하며 완화치료를 희망한다는 내용을 자신의 '사전의료의향서'에 기재하였다. 그의 소망은 호흡곤란의 고통없이 죽는 것이었다. 그렇게 자신의 마지막 날들을 보내기 위해 대학병원 내과병동에 입원했지만 그곳에서 실로 엄청난 오류가 발생하게 된다.

모르핀은 호흡곤란을 확실하게 멈추는 효과가 있다. 1990년대 초반부터 알려진 바와 같이 모르핀은 호흡곤란으로 인한 고통을 완화시키는 가장 효과적이며 안전한 약품이다. 적절히 사용하면 호흡이 안정되고 혈액 내 산소량을 증가시키기는 효과를 가져오기도 한다. 정확하게만 사용한다면 오늘날까지도 많은 의사들이 두려워하는 '치명적인 호흡억제respiratory depression'는 거의 일어나지 않는다.[1] 호흡곤란과 같은 통증에 모르핀을 투여하는 치료 방법은 아래 두 가지 단순한 원칙에 따라 적용된다.

1. 모르핀은 환자가 통증을 느끼지 않을 때까지 투여량을 서서히 늘린다. 호흡곤란이 심한 경우 생명을 단축시키지 않는 선에서,

'통증완화제 투약을 통한 진정' 상태에 이르기까지 투여한다(아래 참고).

2. 환자의 상태가 모르핀 투여로 진정 상태에 도달하면 혹시 모를 응급상황에 대비한 '필수약품'에 대한 처방이 반드시 구비되어 있어야만 한다(긴급효과 의약품으로 통상 1일 전체 용량의 1/6 분량). 급성 호흡곤란이 정기적으로 발생하는 경우 이는 완화치료의에게 심각한 응급상황을 의미하기 때문이다.

A 박사가 사망하던 날 밤, 갑작스런 호흡곤란으로 상태가 악화되자 그는 산소마스크를 떼어 죽을 수 있게 해달라고 말했다. 이에 그의 아내와 아들이 의료진에게 도움을 요청하였지만, 응급상황용 필수약품이 담당의로부터 처방되어 있지 않기 때문에 어떠한 조치도 할 수가 없다는 답변만이 돌아왔다. 이는 명백한 의료과실이었다. 간호사는 당직인 선임의사를 호출하였고 그가 도착하기까지 장장 25분이 소요됐는데, 이 시간은 숨을 쉬기 위해 죽을 힘을 다해야 하는 환자에게는 영원과도 같은 시간이었다. 선임의사가 도착했을 때 모르핀 펌프의 투여량은 최대치로 높아져 있었다. 아들과 어머니 중 누가 그렇게 했는지 확인할 수는 없었지만 어찌되었든 모르핀 투약량이 증가한 덕분에 결국 환자는 편안히 눈을 감을 수 있었다.

모든 일이 무사히 넘어갔으니 치료를 담당한 의사들은 자신들의 무능력으로 발생한 응급상황을 용기있게 처리해준 환자

가족에게 감사해야만 한다고 생각하는 것이 당연하다. 하지만 예상을 완전히 뒤집고 임상의들은 환자의 아들과 부인을 살인죄로 경찰에 고발했다. 감정서와 반대감정서 제출이 마치 핑퐁 게임처럼 반복되었고, 결국 함부르크의 법의학자가 조서를 살핀 후 모르핀 과다 투여가 환자의 임종을 몇 시간 혹은 몇 분일지라도 아무튼 단축시켰다 것은 사실이라고 확인했다. 검찰은 이를 근거로 아들과 어머니를 촉탁살인죄로 기소하고 징역 5년형을 구형했다.

여기서 일단 '간접적 존엄사'의 의미와 법적 상황에 대해 살펴보는 것이 좋겠다.

의미와 법적 근거

'간접적 존엄사'의 정당성은 놀랍게도 천주교의 도덕원리에 윤리적 뿌리를 두고 있다. 1957년 교황 비오 12세Pius XII는 이를 재차 확인하였는데,[2] 그 시초는 성 토마스 아퀴나스Thomas Aquinas, 1225~1274로까지 거슬러 올라간다. '이중효과원리actio duplicis effectus'라고 하는 이 원리에서는 선한 목표를 쫓아서 한 행위는 바람직하지 않은 부작용 즉, 악한 결과를 발생시키더라도 그 부작용이 실제 행위의 목적(선한 목표)이나 그 목적에 도달하기 위해 의도적으로 사용한 수단이 아니었다면 이를 악한 행위로 판단하지 않고 윤리적으로 허용한다.[3]

중병을 앓고 있거나 임종을 앞둔 환자에게 모르핀과 같은 강력한 통증억제제나 벤조디아제핀(예. 바리움)계의 강한 신경안정제를 투여하는 조치를 많은 의사들이 두려워한다는 관점에서라도 이중효과 이론에 대한 재해석은 절실히 요구된다. 이러한 약품은 투여량이 높아질수록 자발적 호흡동기를 약화시킬 수 있기 때문에 과다한 용량은 호흡중단으로 인한 사망을 초래할 수도 있다.

의사들이 임종 막바지에 통증이나 호흡곤란 등의 심각한 징후에도 형사처벌에 대한 두려움 때문에 경미한 양만을 처방하는 것을 막기 위해서는 이중효과원리가 도입되어야 한다. 그래야만 투약 부작용으로 임종단계가 단축되더라도 환자에게 필요한 고용량의 통증완화제 처방이 윤리적으로 허용될 수 있다. 이러한 윤리원칙은 지난 세기말 독일연방재판소의 임종에 대한 판결에서 명확하게 밝혀져 있다.[4, 5]

선례

이중효과의 가설과 연계된 기존의 선례들은 동일성을 보이지 않고 있다. 상급 재판소의 판결을 통해 확인되었음에도 사안의 복잡성 때문에 의사들은 여전히 임종 시 약품처방을 두려워한다. 이는 신경의학과 과장들을 대상으로 한 조사에서도 나타났다. "통증을 멈추게 하는 약품의 투약 용량이 호흡억제로 인해 사망할 수도 있는 위험수위까지 높아지는 것은 불법이다"라는 내용에 응답자의 1/3 정도가 동의한다고 대답했으나 실제로는 불법이 아니다. 이러한 결과는 의사들이 재직하는 병원에서는 법적 처벌에 대한 두려움 때문에 임종 시 경미한 양의 통증완화제만을 처방할 것이라는 우려를 불러일으킨다.

그런데 법률가들도 이 가설 때문에 골머리를 앓고 있는 듯하다. 이는 후견판사guardianship judge를 대상으로 한 조사에서 응답자의 거의 44%가 화학요법 치료 포기를 '간접적 존엄사'로 분류했다는 것을 보면 알 수 있다(5장, 표 5.1 참조). 이러한 법적 가설에 관한 문제는 전술한 사례의 극적 결말에서 볼 수 있듯이 의사와 법률가들에게 지금까지도 존재한다.

2014년 4월 (A 박사 사망 후 거의 6년만에) 드디어 공판이 열렸다. 내과의학과 응급의학, 완화치료의학계의 권위있는 감정가들이 치료를 담당한 의사들에게 날카로운 질문공세를 퍼부었다. 환자에게 오기까지 25분이 걸렸던, 그리고 이후 경찰을 불렀던 전담의는 완화치료의학에 대한 지식을 어디서 습득했는지에 대한 질문에 "동료들과의 대화를 통해서"라고 답했다. 감정가들은 모르핀 투여로 환자 사망이 확실히 빨리 진행됐다는 법의학자의 진술에 강한 의혹을 제기하는 연구논문을 제출했다. "우리는 통증완화제의 용량에 초점을 두는 것이 아니라 실제 환자의 고통을 줄일 수 있을 만큼 투여한다"고 한 여 감정가의 언급에서 알 수 있듯이, 모르핀의 과다 투여로 환자가 사망할 수도 있다는 것에 주목하는 것이 아니라 환자의 고통을 진정시킬만큼 투약하는 것에 중점을 둔다. "그 때문에 더 빨리 사망한다면 어떻게 하실 겁니까?"라는 검사의 질문에, "그건 감수해야 할 문제입니다. 임종 상황에서 그건 중요한 사실이 아니니까요"라는 답변이 이를 입증한다.[6]

여기서도 알 수 있듯이 여 감정가의 진술은 완화치료의학의 확고한 원칙일 뿐만 아니라 이미 언급한 1996년 이후 독일연방재판소에서 내린 판결의 내용이었다. 하지만 이를 수차례 변론 증거로 제출하였음에도 검찰과 법정은 한결같이 외면한 채 증거로 채택하지 않았다.

간단히 정리하자면, 모르핀 투여량 증가로 환자의 임종단계가 단축되었다는 것을 확신할 수 없다는 것이다. 만일 그랬다면 아들과 부인은 오로지 환자의 고통을 줄이기 위해 모르핀 용량을 늘린 것뿐이기 때문에 이는 의심의 여지없이 '간접적 존엄사'로 용인되었을 것이다. 죄없는 피고인들에게 영겁의 고통을 안겨준 이러한 재판은 절대 열려서는 안된다. 이로 인해 법률가들만 웃음거리가 된 것이 아니라 의사협회도 조롱의 대상에서 벗어나지 못했다. 한 저명한 감정가는 "A씨가 병동 의사들이 했어야 할 의무를 대신 했음에도 살인죄로 기소되어 우리 앞에 서 있는 이 상황이 너무도 끔찍하다"고 재판에서 밝혔다. 정말로 누군가 피고인석에 앉아야 한다면 그건 바로 완화치료의학에 대한 무지로 (환자의) 아내와 아들이 남편이자 아버지의 고통스러운 질식사를 손놓고 볼 수 없어 그러한 행동을 할 수밖에 없도록 만든 병동

담당의들일 것이다. 한 감정가는 A 박사 가족이 한 일은 "정당방위"였다는 다소 과장됐지만 어찌보면 적절한 표현을 썼다. 그럼에도 재판 결과는 희망적이지 않았다.

감정가들이 검찰의 기소 내용을 조목조목 반박하면서 모든 기소 사실이 무죄로 선고될 것으로 보였다. 그러나 판사가 자신의 관점에서 판결을 고려해봐야겠다는 입장을 밝히면서, 혹시라도 일이 틀어질 경우 상고는 가능하지만 그 결과를 장담할 수 없기에 피고인들의 중압감은 상당했다.

결국 피고인들은 공익시설에 벌금을 내고 재판 중단을 신청하자는 변호인의 제안에 어쩔 수 없이 동의했고, 검찰과 법정은 이 제안을 즉시 수용했다. 이는 무죄의 이차적 유형이다. 피고인들은 죄가 없는 것으로 간주되지만 변호사와 감정가들에게 여섯 자리 숫자의 비용을 지불해야 하고 지역 소재 호스피스에 (만일 아버지가 그곳에서 간호를 받다 평안하게 돌아가셨다면 이러한 재판이 열릴 일도 없었을 것이다) 각각 만오천 유로씩을 지불해야만 했다. 반면 대학병원 담당의들은 그간 그들의 의료과실에 대한 시효가 소멸되었기 때문에 아무것도 두려워할 필요가 없게 되었다.

실제 의미

'간접적 존엄사' 개념의 실제 의미는 완화치료 연구에 대한 인식이 새로워지면서 상대적인 평가를 받게 되었다. A 박사의 사례와 같이 예외적인 경우를 제외하고는 아예 논외로 두어도 무방하다.

모르핀이나 벤조디아제핀과 같이 효력이 강력한 약품을 많은 양 투여하더라도 임종단계를 단축시키지는 않는다는 것은 수많은 학술논문에서 확인할 수 있다. 영국 완화치료의학자 나이젤 사이크스Nigel Sykes와 앤드류 쏜Andrew Thorns은 2003년에 이미 총 3천 명의 환자를 다룬 학술논문 17편이 포함된 종합평론을 발표하였다.[7] 개개의 학술논문에서뿐만이 아니라 총평 어디에도 위에 언급된 약품의 생명단축 효과에 대한 근거는 찾을 수 없다. 다만 이러한 약품을 사용할 경우 임종단계를 어느 정도 연장할 수 있다는 언급만 있을 뿐이다. 이와 관련하여 2005년 발표된 학술논문에서도 중환자 병동에서 전혀 가망이 없다는 진단하에 인공호흡을 중단한 환자에게 모르핀을 투여하는 것은 임종단계를 평안하게 유지시킬뿐만 아니라 기간을 연장시켜준다는 언급이 있다.[8]

이는 우리 완화치료의들의 일상 경험과도 일치한다. 죽음을 앞둔 사람이 고통스러운 징후에 시달리다 병세가 더욱 악화되어 더 빨리 사망하는 것은 충분히 예상할 수 있는 일이다. 따라서 양질의 완화치료 조치의 이른바 '부작용'으로 임종단계가 어느 정도 연장된다는 사실은 놀랍지 않다. 다음에서 볼 수 있듯이 이러한 사실은 '통증완화제 투약을 통한 진정'이라는, 약제를 통한 징후 관리의 명백한 유형으로 간주된다.

통증완화제 투약을 통한 진정

이미 언급한 바와 같이 대부분의 의사들은 고용량의 모르핀이나 이와 유사한 약품(오피오이드: 아편과 비슷한 작용을 하는 합성 진통·마취제) 처방에 대한 두려움이 있는데, 이러한 약품이 일으키는 호흡 약화 효과로 환자의 사망이 촉진될 수도 있기 때문이다. 이는 말 그대로 의사들의 직업병의 일종으로, '오피오이드 공포증' 이라는 용어가 보편화될 정도로 깊이 인식되어 있다. 호흡곤란의 경우 가장 효과적인 동시에 안전한 약품이 모르핀이라는 사실은 모든 현존하는 기록들이 제시해주고 있음에도 의사들은 이것(은 물론이고 벤조디아제핀과 같은 불안을 없애주는 약품)을 호흡곤란에 사용하는 것을 두려워한다. 의사들의 오피오이드 공포증은 환자들에게 무서운 결과를 초래할 수도 있다.

정확한 용량으로 치료한다면 모르핀이나 벤조디아제핀으로 환자를 죽게 하는 것이 불가능하다는 것은 쉽게 이해할 수 있다. 이러한 약품치료 조치의 기본 원칙은 바로 '적정滴定, titration'이다. 약품을 소량에서부터 시작하여 단계적으로 늘려가며 통증을 완화해가는 방식인데 대부분의 경우 환자의 의식이 약품의 제약을 받지 않는 선에서 진행된다. 아주 가끔은 (통증, 호흡곤란, 공포심 때문에) 환자의 요구가 심각해서 (모르핀과 안정제의 부작용으로) 깊은 잠이 들 정도로 적정량을 초과하여 투약량을 올려야 하는 경우가 있고 결국 환자는 다시 깨어나지 않는 깊은 잠에 빠지기도 한다.

모르핀이란 단어는 실제로 그리스 꿈의 신(잠의 신 히프노스의 아들) 모르페우스에서 유래했다. 중요한 점은 환자가 잠들면서 의식상실이라는 반대 급부와 함께 징후의 효과적 약화에 도달한다는 것이다. 이 시점부터는 투약량을 늘릴 필요가 없으므로 이러한 조치는 가능한 한 피해야 한다. 그렇게만 한다면 오피오이드와 벤조디아제핀으로 호흡이 약화되는 문제는 없을 것이다.[9]

위에서 언급한 조치를 '통증완화제 투약을 통한 진정'이라 하는데, 이는 완화치료를 통한 간호의 최후의 방식이다. 다른 어떠한 치료 방법도 존재하지 않을 때, 통증완화를 위해 의식을 약화시키고 마취 상태와 유사한 수면에 빠지게 하는 약품을 환자 동의하에 처방하는 것은 의사로서의 관점 및 윤리적·법적 관점에서도 허용된다. (동료 의사들을 위한 기술적 조언: 처음부터 통증완화제 투약을 통한 진정이 목적이라면 일차적으로 모르핀보다는 미다졸람과 같은 벤조디아제핀을 사용할 것을 권한다.) 통증완화제 투약을 통한 진정 역시 임종단계를 단축시키는 것이 아니기 때문에 이러한 조치는 안락사와 관련이 없다. 이 내용 또한 1,800명 이상의 환자를 분석한 11개의 학술논문이 포함된 종합평론에서 확인되었다.[10] 위에서 언급된 근거로 볼 때 임종단계는 오히려 병세의 진정을 통해 어느 정도 연장될 것이다.

흥미로운 점은 통증완화제 투약을 통한 진정을 실행해야 하는 이유인데, 통증보다는 정신착란과 호흡곤란의 징후 때문이다.

살 날이 얼마 남지 않은 중병 환자의 경우 견디기 힘든 정신적 혹은 실재적 고통에도 통증완화제 투약을 통한 진정이 가능하냐는 질문이 자주 대두된다.[11] 이 부분은 대서양을 사이에 둔 양측 의사들 모두에게 똑같이 어려운 문제이다.[12] 앞으로 몇 년간은 충분히 논쟁의 대상이 될 것이다.

말기 단계의 투약을 통한 진정

통증완화제 투약을 통한 진정을 실행할 수 있는 또 다른 상황은 임종단계이다. 생의 마지막 순간 심각한 징후(이 경우에도 통증보다는 대개 불안감이나 정신착란, 호흡곤란)로 고통받는 환자가 드물지 않게 있는데, 이를 충분히 완화시킬 수 있는 유일한 방법은 적정량의 약품을 통한 진정으로 이 조치는 임종 시까지 유지된다(말기 단계의 투약을 통한 진정). 이는 물론 환자가 설명을 듣고 동의한 경우에만 적용된다.

현대의학의 위험은 완화치료의 형식 때문이 아니라 오히려 이 조치를 쓸데없이 너무 자주 사용한다는 데 있다. 다시 말해 죽음을 앞둔 환자들이 정말 이 조치를 필요로 하는지 유무를 떠나 거의 '반사적으로' 그리고 너무나 빈번하게 모르핀 수액을 걸어준다. 물론 이 약품은 안정을 가져다준다. 특히 간호 및 의료관계자에게는 말이다. 하지만 이러한 조치는 죽어가는 사람들로부터 임종단계에서의 소통 가능성을 배제시켜 어쩌면 중요한 말을 더이상 하지 못하게 만들 수도 있다.[13] 그리고 이런 일은 참 이상하게도 병이 진행되는 동안 징후를 완화시키는 오피오이드를 위험성 때문에 거부한 환자들에게만 꼭 발생한다. 이는 임종 시 발생하는 의학에서의 수많은 비합리적 신비현상 중 하나이다.

'말기 단계 투약을 통한 진정'의 특수방식은 예를 들어 환자의 요청으로 인공호흡과 같은 연명조치가 중단되고 임종단계에서 환자가 더이상 고통받기를 원치 않는다는 확신이 들 때 진행된다. 구체적으로 설명하자면 환자가 고통스러운 호흡곤란에 빠지게 될 위험이 절대 발생하지 않도록, 인공호흡을 중단하기 전 마취 상태와 유사한 상태로 (진정시켜) 만들어놓아야만 한다는 것을 뜻한다. 유감스럽게도 아직도 이러한 진정 방식을 금지된 '능동적 존엄사'로 간주하는 의사들이 있는데 그 생각이 틀렸다는 것을 뮌헨 형사법학자 하인츠 셰히Heinz Schöch 박사가 이미 1994년에 확실히 규명했다.[14] 그 일면으로, 인공호흡을 중단하지만 않는다면 언젠가는 진정 상태에서 순순히 깨어날 것이므로, 이 진정 방식은 환자를 죽이는 것이 아니다. 다른 한편으로는 이러한 진정 방식은 예를 들어 맹장수술에서 마취를 하는 것과 같이 인공호흡을 중단할 때 진행하는, 의학적으로 전혀 하자없는 행위이기 때문이다. 처벌대상이 되는 것은 결국 전술한 A 박사 사례에서 발생한 의료과실이나 또는 이러한 상황에서 진정 방식을 비이행하는 것이다.

실제로는 어떤 결론이 나올 수 있는지 보기 위해 2장의 루게릭병 환자 D씨를 다시 만나보도록 하겠다.

(43쪽에서 계속) D씨는 아내와 세세한 논의 끝에 인위적으로 계속 연명하기에는 자신의 상태가 이제 완전히 바닥이라는 결론을 내렸다. 그는 애초 합의한 대로 인공호흡을 중단하는 전문적인 진행을 요청하였다. 그것도 우리가 오랫동안 알고 있는 그의 성격 그대로 단순 명쾌하고 유머러스하게.

"그럼 이제 내 인공호흡기랑 휠체어는 재활용할 수 있겠는 걸?" 이미 2주 전, 그는 임종을 주제로 한 스위스 TV 토크쇼에 출연해 완화치료의학을 적극 옹호한 바 있었다. 그것이 그의 마지막 무대였고, 이제 그는 더이상 방송에 출현하고 싶어 하지 않았다.

인공호흡의 중단은 의사 두 명과 간호사 한 명, 그리고 그의 아내가 함께 지켜보는 가운데 우리 완화치료 병동에서 진행되었다. 진정시키는 약품이 그가 깊이 잠들 때까지 조심스레 혈관으로 투입되었고, 그가 잠든 것이 확실해진 후 인공호흡기를 멈추고 마스크를 떼어냈다. 그는 그후 얼마 동안 아주 얕은 숨을 조용히 내뱉다가 결국 평안하게 숨을 거두었다. 어느 정도 시간이 지난 후 그의 아내가 우리에게 쓴 편지에는, 남편이 원하는 대로 죽을 수 있었다는 사실이 그를 잃은 비통함 와중에도 큰 위로가 되었다고 적혀 있었다.

이러한 진정 방식의 문제는 법적 또는 윤리적 측면보다는 2장에서 다룬 '수동적 존엄사'와 유사하게, 심리학적 측면에 치우쳐 있다. 환자의 사망을 초래하는 주사를 놓는다는 것은 실제로는 촉탁살인이나 심지어 사형 집행 장면을 사람들에게 연상시킨다. 환자가 주사가 아닌 인공호흡 중단을 통해 결국 사망하는 경우에도 그러하다. 심리적 부담을 방지하거나 이를 수용하기 위해 이 조치에 참여한 전문가들과의 극히 신중한 사전·사후 상담이 필요하다. 다행히 이러한 상담은 완화치료 병동에서는 일상적 관례이다.

4

능동적 존엄사와 촉탁이 배제된 살인

씨스Cees는 암스테르담에서 잘 나가는 식당 주인이었다. 언제나 친절하고 유쾌했기 때문에 손님들은 그와 그의 아내 앙트와네트를 보러 자주 식당을 찾곤 했다. 하지만 어느 날 갑자기 루게릭병 진단을 받고 휠체어를 타게 되면서 씨스는 더이상 일을 할 수 없게 되었다. 아내 앙트와네트가 정성스레 남편을 보살폈지만 별다른 차도가 없었다. 씨스는 계속되는 통증에 시달렸고 잠을 잘 수가 없었으며 자주 가래가 끓어 호흡곤란이 오는데다 낮에는 근육경직spasticity으로 꼼짝도 할 수가 없었다. 끊임없이 엄습하는 불안감으로 늘 기분이 가라앉아 있는 씨스를 가정의는 세심하게 보살폈다. 하지만 그의 모든 증세가 약으로 치료될 수 있음에도 이상하게 약을 거의 처방하지 않았다. 이런 상황에서 씨스의 아내가 중압감과 공포심으로 우울증에 시달리게 된 것은 어쩌면 당연한 일이다. 어느 날, 씨스는 자신이 더이상 견딜 수 없는 상황에 이르면 고통을 단축시켜주기로 약속했던 사실을 가정의에게 상기시켰다. 이제 그 때가 왔음을 알리자, 가정의는 충분히 이해한다는 듯 고개를 끄덕였다. 당시 네덜란드는 이러한 능동적 존엄사(和: Euthanasie; 獨: 촉탁살인)를 법적으로 규정해놓지는 않았지만, 의사가 특정한 기본 원칙을 따르면서 실행한 경우에는 암묵적으로 허용해오고 있었다. 거기에는 제3자, 즉 당사자들과 전혀 관계가 없는 다른 의사가 환자를 진찰하고 상담하는 일이 포함되어 있었다. 다행히 두번째 의사 역시 씨스의 상태를 호의적으로 받아들였고, 가정의가 이미 설명한 대로 질병으로 인한 임종단계에 이르렀음을 씨스와 아내에게 설명하면서, 만일 안락사 방식을 선택하지 않는다면 결국 숨이 막혀 고통스러운 가운데 비참한 죽음을 맞이할 것이라고 덧붙였다. 씨스는 안락사를 선택하기로 최종 결정했고 그의 57번째 생일날 저녁, 카메라가 촬영하는 가운데 가정의가 이를 실행하였다.

위 사례는 1994년 무수한 상을 받은 네덜란드 감독 마르텐 네더호르스트Maarten Nederhorst의 다큐멘터리 영화 〈촉탁살인Dood op verzoek〉의 줄거리이다.[1] 나는 이 영화를 완화치료의학 강의에 정기적으로 사용하고 있는데, 이는 죽음의 자율성 보호를 위해 만든 규정이 필수적인 전문지식이 부족한 의사들로 인해 완전히 다른 결과에 도달할 수 있음을 인상적인 방법으로 보여주기 때문이다.

"그게 참 이상해요. 이제까지 씨스는 우리에게 약을 받아간 적이 거의 없거든요." 영화 막바지에 약사가 가정의에게 안락사용 약품을 건네주면서 한 의미심장한 대사를 통해 알 수 있듯이 씨스가 영화에서 언급하거나 보여준 거의 모든 증세는 완화치료의학에서 치료가 가능했다. 육체적·정신적 고통만 없었다면 씨스가 죽음에 대한 결정을 내려야 하는 상황이 아마도 달랐을 것이다. 하지만 그게 전부는 아니다.

씨스가 안락사를 요청한 가장 큰 이유는 바로 두 명의 의사들이 육성으로 확인해준 눈앞의 현실, 즉 '질식'으로 인한 고통스러운 죽음에 대한 공포심 때문이었다. 그런데 더 끔찍한 사실은 이 정보가 완전히 잘못된 내용이라는 것이다. 90% 이상의 루게릭병 환자는 평화로운 죽음을 맞는다. 이 내용이 포함된 첫번째 출판물은 영화가 상영된 시점에 이미 알려져 있었다.[2] 루게릭병 환자가 평안한 죽음을 맞이할 확률은 심지어 일반인보다 더 높다. 고통스럽게 질식사하는 일은 루게릭병 환자의 임종단계에서 거의 발생하지 않는다.[3]

이 영화는 우리가 접하는 주위 환경과 정보가 소위 자율성이란 것에 얼마나 영향을 미치는가에 대한 명백한 '증거물'이다. 의료적 조치를 결정하는 데 있어 의사가 환자에게 무엇을 말하는지, 특히 어떻게 말하는지는 절대적으로 중요하다. 이에 관해서는 11장에서 다시 한번 살펴보도록 하겠다.

의미와 법적 근거

그동안 네덜란드와 벨기에에서 '안락사Euthanasia'라는 개념으로 규정되고 실제로 수용된 조치는 독일에서 형사처벌의 대상이었다. 독일형법 §216조에 따르면,

형법 §216조: 촉탁에 의한 살인[4]

1. 살해된 자의 명확하고 진중한 촉탁으로 인해 살인을 결정·실행한 자는 6개월 이상 5년 이하의 금고형에 처한다.
2. 상기 행위의 시도는 처벌 대상이다.

위 조항의 법률적 근거를 단순하게 논할 수 없는 이유는 독일과 같이 논리로 구축된 법률 시스템 안에서 자의임종suicide 보조 행위는 처벌하지 않고 촉탁살인은 최고 5년까지 구금하는 것을 당연하다고 볼 수 없기 때문이다. 또한 아무리 죽음을 원하는 사람의 간절한 부탁이 있더라도 타인을 살해하는 것은 일반적으로 금지되어야만 하는 게 옳다. 이를 뒷받침하는 다양한 법적·윤리적 주장이 있는 반면, 국민 개개인의 자유를 과도하게 제한한다는 반대 주장 역시 존재한다. 회생 가망이 없는 질병에 걸린 사람의 확고한 요청에 따라 상기 방법으로 그토록 소원해 마지않는 죽음을 맞을 수 있도록 도와주는 것을 나쁜 일이라고는 할 수 없다. 이렇게 사람을 죽음에 이르게 하는 것이 오히려 도덕적으로 매우 존중받을 만한 가치를 지닐 수도 있다. 그런데 어째서

이러한 행동이 어떠한 예외도 없이 전부 법의 처벌을 받아야만 하는가?

촉탁살인을 찬성하는 좋은 경험론적 근거가 하나 있다(7장 참고). 이에 더해 뮌헨의 형법학자 울리히 슈롯트Ulrich Schroth가 펼친 주목할 만한 법철학적 논증도 존재한다. 그는 촉탁살인에서는 스스로를 죽이기로 결단하는 결정권의 성숙도가 무엇보다도 전제되어야만 한다고 주장했는데, 이는 곧 제 손으로 직접 자신을 해칠 준비가 된 사람만이 자신이 소망하는 죽음을 결정할 상태에 도달했다는 뜻이다.[5] 다소 불편하게 들릴 수도 있기는 하지만 이 주장은 지난 수년간 여러 나라에서 제기된 자의임종suicide 보조와 촉탁살인에 관한 소송에서 주목할 만한 논거로 뒷받침되고 있다. 이에 관해서는 7장에서 살펴보도록 하겠다.

선례: 네덜란드와 벨기에

네덜란드에서는 아직까지 자의임종suicide 보조와 촉탁살인이 금지되어 있다. 하지만 법적 토대가 없었던 1970년대부터 이미 네덜란드 법정은 엄격한 조건하에서 의사를 통해 실행될 경우 위 두 가지 모두를 허용하고 있다. 네덜란드 의사조합과 약사협회에서 발행한 첫번째 표준원칙은 1987년《안락사표준Standaard Euthanatica》이라는 제목으로 출간되어 2012년까지 개정 출판되었다.[6] 1980~90년대에 집중적인 사회적 논쟁을 거쳐 결국 2001년 〈촉탁에 의한 임종과 자의적 죽음의 보조행위에 대한 관리·규제

법률〉이 발포되었고 2002년 4월 1일자로 시행되었다.

이 법률은 상세히 명시된 특정 조건에 부합하는 경우 의사에 대한 자의임종suicide 보조와 촉탁살인의 형사소추를 배제하고 있다. 그 조건은 아래와 같다.

- 살 가망이 없고 극심한 고통에 시달리는 상태에서 환자가 자유 의지로 신중하게 요청하였음을 치료를 담당한 의사가 확신할 수 있어야만 한다.
- 치료 담당의는 환자에게 상태와 전망을 설명하고 다른 어떠한 해결책이 없음을 환자와 함께 확신하는 상태에 도달해야만 한다.
- 치료 담당의는 독립적인 최소 한 명의 다른 의사에게 환자를 진찰하고 이에 관련한 세밀한 기준에 대해 서면으로 입장을 밝히도록 권고해야만 한다.
- 치료 담당의는 생명을 멈추는 행위나 자의임종suicide 보조 행위를 의학적으로 신중하게 이행해야만 한다.

2002년, 이웃나라 네덜란드와는 달리 비교적 짧은 논쟁을 거친 뒤 벨기에도 '의사를 통한 촉탁살인'을 법률로 인정하였다. 자의임종suicide 보조에 관해 벨기에 법률이 명확하게 규정하고 있지는 않다. 실제로는 촉탁살인의 '변형'의 하나로 보고 있기는 하지만 적용되는 경우는 거의 없다. 룩셈부르크는 2008년 촉탁살인과 자의임종suicide 보조에 대해 네덜란드와 유사하게 법률화하였다.

이러한 법률에 대한 사회적 승인은 베네룩스 국가들 내에서 일반적으로 아주 높은 신뢰를 받고 있다. 안락사 법이라고도 하는 이 법률 적용에 관한 공식보도를 접하다보면 이 법률이 목표(자율적 결정력 강화)에 도달하였다는 것과 실제 적용에서 상세 내용만 좀 더 개선되면 좋을 것이라는 결론을 내리게 된다.

공식보고에 따르면 이 법률이 도입된 후 네덜란드와 벨기에에서는 관련 처리법에 대한 요청이 급격하게 증가하였다. 2012년 벨기에는 사망 건수 1천 건 중 16건, 네덜란드는 1천 건 중 28건이 이에 해당하였다.

주목할 만한 점은 양국 모두 촉탁살인이 대부분이었고 보조를 통한 자의임종suicide은 거의 없었다는 점이다. 이에 대해서는 7장에서 다시 한번 자세히 살펴보도록 하겠다.

그동안 양 국가에서 안락사 실행의 경계에 관한 뜨거운 논쟁이 있었다. 논쟁의 핵심은 정신질환 환자나 치매 환자 또는 '살만큼 산' 고령의 노인에게도 안락사를 허용할 것인가였다. 확실히 긍정적인 방향으로 치우치는 추세이긴 하지만 아직까지 이와 관련한 논쟁에서 법률적 결론이 도출되지는 않았다.

실제 의미

독일에서 촉탁살인에 대한 처벌은 불과 몇 년 전까지만 해도 일반적인 합의사항이었다. 그런데 '존엄사 논쟁'이 다시 불붙기 시작한 최근에 들어서는 이러한 범죄구성 요건의 폐지가 요구되고 있다. 스스로 목숨을 끊을 수 있는 상태가 아닌 다른 유형의 사람도 있는데 '오직' 조력을 받은 자의임종suicide에 대해서만 처벌하지 않는다고 법률로 규정한다면 이는 또 다른 차별규정이므로 그 법적 개연성이 충분하지 않다는 근거를 들고 있다. 그러나 이러한 주장은 그간 의료기술의 발전으로 자의임종suicide 방식이 다양해짐에 따라 설득력을 상실하였다(7장 참고).

실제로 독일에서는 앞서 3장에서 상세히 소개한 A 박사 사건처럼 촉탁살인에 관한 재판일 경우 특히 대중적으로 공론화된다. 병든 부인을 그녀의 간절한 요청에 따라 총으로 살해하여 의붓딸에게 살인으로 고발당한 사업가 오트마 B Ottmar B의 사례도 촉탁살인의 일례이다.[7] 이러한 사례는 관련 뉴스를 보도한 매체의 판매부수를 늘리는 데는 쓸모가 있을지 몰라도, 보편타당한 규정을 만드는 초석으로 쓰이지는 못한다. 공개된 모든 설문조사에서 "촉탁살인의 실행을 허용하는 법률화 운동에 동참하겠다"는 의사 비율이 "자의임종suicide 보조의 실행 여부에 관해 고려하겠다"는 의사 비율보다 훨씬 낮다.[8] 촉탁살인의 실제적 의미는 독일에서 아주 낮게 평가되고 있다.

촉탁이 배제된 살인

네덜란드와 벨기에의 안락사–입법화 사례를 살펴볼 때 특히 눈에 띄는 것은 바로 촉탁이 배제된 살인 LAWER: lifeterminating act without explicit request이다.[9] 환자에게 더이상 결정능력이 없는 상황에서 가족과 의사가 함께 환자의 추론가능한 의지 즉, 이러한 상황에서는 되도록 빨리 죽기를 소망할 것이라고 결정내리는 것으로 이때 환자의 의지를 예측하는 것이 안락사 실행의 근거로 선행된다.

환자의 과거 발언을 근거로 그의 의지에 대한 예측을 정당화하는 경우가 가끔 있는데 그런 방식은 윤리적 관점에서 받아들이기 어렵다. 한 사회가 구성원의 의지라는 억측으로 그들을 죽이기 시작한다고 생각해보라. 이것만으로도 촉탁살인에 대한 처벌을 찬성하는 충분한 논증이 될 것이다.

아동 안락사?

최근 벨기에에서 촉탁살인을 미성년자에게도 허용하는 안락사 법률의 확장이 있었다. 죽음이 예정된 불치병으로 끔찍한 통증을 겪거나 치료불가능한 징후로 고통받는 미성년자의 명확한 요청과 부모의 동의 그리고 해당 아동의 판단능력에 관한 의사나 심리학자의 확인감정을 전제조건으로 하며 정확한 연령제한은 두고 있지 않다(반면 네덜란드는 12세 이상부터 촉탁살인이 가능하다).[10]

이러한 법률의 확장은 당연히 많은 의구심을 불러 일으킨다. 중병으로 죽음을 눈앞에 둔 아이들을 보살피는 아동 완화치료의들 입에서 나온 비평이라면 특히 신중하게 숙고해볼 필요가 있다. 다행스럽게도 아동의 사망율은 성인에 비해 낮은 편이다(사망 건수 200건 중 하나가 미성년자 사망). 하지만 전체 의학계에서 봤을 때 특히 아동 분야는 전문성은 물론이고 감정적으로도 가장 신중을 기해야 하는 영역이다. 아동의 경우 죽음으로 가는 질병의 스펙트럼이 어른과 비교가 안될 만큼 넓은데, 그중 암은 겨우 13%로 하위권에 지나지 않는다. 아이들을 사망하게 하는 질병은 아주 드물거나 희귀한 경우가 많고 가끔은 정확한 진단 자체가 불가능한 경우도 있다. 병은 어른에 비해 확실히 더디게 진행되고 증세는 다양하며 의사와 소통하고자 하는 욕구는 매우 낮거나 정신적으로 장애가 있는 아동이라면 소통의욕 자체가 아예 존재하지 않는다. 따라서 부모나 형제, 자매의 사회심리학적 부담은 그야말로 어마어마하다.[11] 하지만 좋은 아동 완화치료의라면 병을 앓는 아이나 그 가족이 생명단축에 대한 생각을 할 필요가 없을 정도로 투병생활을 전적으로 개선해줄 수도 있다.

뮌헨의 영화감독 막스 크로나비터Max Kronawitter의 감동 다큐멘터리 〈벤케의 여름Ein Sommer für Wenke〉은 불치의 뇌종양을 앓고 있는 13세 소녀에 관한 이야기이다(소녀는 휴고라는 이름이 바보같다며 자신의 뇌종양에 휴고라는 이름을 붙였다).[12]
벤케는 불치병에 걸렸지만 자신의 인생을 즐길 줄 알았다. 그녀는 가족과 14세 생일파티를 열어 더 없이 친밀한 시간을 보내기도 하고, 죽기 전 꼭 해보고 싶었던 사랑도 경험해본다.
하지만 벤케의 병세가 악화되고 통증이 때때로 참을 수 없을 정도로 밀려들자 그녀는 "이제 수호천사가 와서 나를 제발 데려가줬으면 좋겠어요"라고 담당 여의사에게 말한다. 이 말이 과연 죽음에 대한 요청이었을까? 절대 그렇지 않다. 벤케의 치료의는 머리를 쓰다듬으며 벤케의 몸은 아직 여행을 떠날 준비가 되지 않다고 설명해준다. 아직은 때가 되지 않은 것이다. 벤케는 이해받고 있다고 느꼈고, 곧 잠이 든다. 몇 주 후 벤케는 아주 평화로운 죽음을 맞이하고, 그녀가 직접 고른 단풍나무 아래에 묻힌다.

독일 아동 완화치료의학계를 이끌고 있는 뮌헨의 모니카 퓌러Monika Führer 교수(벤케의 치료담당의)와 다텔른의 보리스 체르니코프Boris Zernikow 교수는 벨기에의 새로운 입법안에 관한 인터뷰에서 아동과 청소년이 죽음을 요청하는 경우는 매우 드물며 그런 요청이 있을 경우 (아이의 인격을 존중한답시고) 곧바로 안락사를 실행하기보다 신중하게 그들의 요청을 존중하는 다른 방법이 있음을 강조하였다.[13] 물론 아래 사례와 같이 전제조건이 충족된 경우 미성년자들에게도 '수동적 존엄사'의 가능성은 열려 있다.

마라는 오랜 기다림 끝에 어렵게 얻은 귀한 아이였다. 마라의 부모는 초음파 검사 도중에 마라에게 왼쪽 폐가 없다는 것을 발견하고 낙담했지만 아이에게 필요한 모든 조치를 해주기를 간절하게 바랐고, 결국 마라는 중증신생아 치료를 전문으로 하는 의료센터에서 무사히 태어났다.
처음에는 모든 일이 순조롭게 진행되는 듯 보였다. 하지만 태어난 지 몇 시간 지나지 않아 마라에게 호흡곤란이 왔고, 아이는 곧바로 인공호흡기의 보조를 받아야만 했다. 그후 몇 개월간 마라와 부모는 중환자실에서 생활을 했다. 마라는 겉으로는 아무 문제가 없어 보였지만, 실은 왼쪽 폐만 없는 게 아니라 오른쪽 폐의 기관지 역시 제대로 자리잡지 않은 상황이었다. 수차례의 수술은 실패로 돌아갔고, 아이에게 기관지 염증과 고통스러운 욕창이 생겨났다. 혼수상태에서 깨어나면 통증 때문에 인공호흡기로도 호흡이 불가능한 상황이 되었고 의사는 마라에게 모르핀과 강한 안정제를 투여했다. 절박한 상황에 처하면 마라의 호흡은 더욱 나빠졌고 의사들은 계속해서 아이를 인위적인 혼수상태에 빠뜨릴 수밖에 없었다. 마라의 부모는 아이가 고통받고 있는 광경을 지켜봐야만 했다. 마라가 그나마 살아남을 수 있는 공간은 오로지 전문병원 중환자실뿐이었다. 부모는 아이가 더이상 성장할 수도 삶을 누릴 수도 없다는 사실을 중환자실과 통증완화치료팀 의료진과의 대화를 통해 알고 있었다. 마라의 부모는 의료진에게 아이의 인공호흡기를 떼달라고 요청하고 간호팀과 목사(혹은 신부)님과 함께 마지막을 준비하였다. 마라가 질식할 수도 있다는 두려움은 통증완화 치료의가 덜어주었다. 부모는 아이가 호흡곤란으로 고통받지 않을 정도로 모르핀이 투여된다는 사실을 알고 있었고, 의사가 호흡기 튜브를 제거한 몇 분 뒤 마라는 아빠의 품에서 조용히 숨을 멈추었다.

앞의 대표적인 두 아동 완화치료 의학자들이 모두 인정한 것처럼 (일반적인 존엄사도 포함하여) 아동 존엄사에 관한 독일 내 토론은 위선적인 면이 있다. 공식석상에서는 벨기에와 네덜란드 법률 적용을 격렬히 반대하며 완화치료의학을 해결책으로 내세우는 정치인과 결정권자들도 독일 내 완화치료와 호스피스 시설에 대한 충분한 경제적 지원 문제에 대해서는 침묵하는 경우가 적지 않기 때문이다.

5

새로운 개념 정의와 위험요소

'능동적', '수동적', '간접적' 존엄사라는 개념의 구분은 법학에서 시작되어 1980년대 이후에는 판결문에도 인용되었기에 법학교수와 연방판사 입장에서는 이해가 가겠지만 일반인들, 특히 이와 직접 관련이 있는 의사와 환자에게는 혼란을 야기시키는 용어들이다. 이 주제가 다소 딱딱하게 들릴지는 모르나 임종 결정과 관련한 토론에서 사용되는 개념이니만큼 상세히 살펴볼 필요가 있는데, 우리가 사용하는 이 용어들이 우리와 직접적인 상관관계에 있기 때문이다.

우리는 많은 의사들이 '능동적', '수동적' 존엄사를 구분하는 데 어려움을 겪고 있음을 앞서 살펴보았다. 인공호흡기 차단은 명백히 능동적인 행위임에도 '수동적 존엄사'로 분류하는 것도 직관적으로는 이해하기 어렵지만 실제로는 의사가 환자 치료 의무를 이행하지 않는 것이기에 수동적 행위에 해당한다. 이렇게 법적으로 불안정한 상황 때문에 의사는 형사소추를 당할 수 있다는 두려움에 시달리고, 그로 인해 차라리 '의료행위의 자비로운 중단'이 훨씬 유익할 수도 있는 중환자에게 불필요한 연명 의료행위를 계속하는 경우가 적지 않다.

하지만 의사들이 이러한 전문용어를 숙지하지 못한다고 강하게 비난할 수만은 없다. 법관도 마찬가지이기 때문이다. 이미 언급한 바 있는 쾨팅엔의 의료윤리학자 슈테펜 시몬Steffen Simon이 2004년 조사한 바에 따르면 질문을 받은 후견판사 중 거의 50%가 의료행위 중단과 관련된 다양한 표현들을 정확하게 분류해내지 못했다(표 5.1 참조).[1]

표 5.1: 좌측의 행위를 지정된 카테고리에 분류한 후견판사의 비율

	능동적 존엄사	수동적 존엄사	간접적 존엄사
심장과 혈액순환 안정을 위한 약품 투여의 포기	3.4%	48.4%	40.4%
심장과 혈액순환 안정을 위한 약품 투여의 종료	17.4%	48.3%	27.3%
항암 화학치료 요법의 포기	1.7%	42.7%	43.6%
항암 화학치료 요법의 종료	13.9%	42.9%	31.7%
인공호흡기 작동의 포기	7.8%	57.4%	29.8%
인공호흡기 작동의 종료	34.5%	41.2%	18.8%
튜브를 통한 액체 유입의 포기	8.8%	53.7%	30.5%
튜브를 통한 액체 유입의 종료	34.0%	42.5%	17.1%
튜브를 통한 영양분 유입의 포기	8.4%	54.5%	31.2%
튜브를 통한 영양분 유입의 종료	31.9%	43.5%	18.8%

　　　　　1부 존엄사(안락사)의 의미

모든 표현들은 '수동적 존엄사'에 해당하며, 환자의 요청으로 치료를 중단하거나 종료하는 것을 전제로 한다. 특히 주목할 만한 점은 34.5%에 이르는 판사들이 인공호흡기 작동 종료를 형사처벌 대상이 되는 능동적 존엄사로 틀리게 분류했다는 사실이다. 따라서 의사가 그러한 상황에서 형법상 문제가 될까 두려워하는 것은 이상한 일이 아니다.

새로운 전문용어 제안

독일에서 임종과 관련된 '정확한' 전문용어 논의는 유감스럽게도 독일의 어두운 과거 즉, 10만 명 이상의 정신질환자나 정신적 장애를 앓는 사람들을 살해한 나치의 잔인한 '안락사' 프로그램 때문에 커다란 어려움을 겪고 있다. '존엄사'라는 개념은 자주 '안락사'와 동의어로 혼용되었고 이 때문에 몇몇 사람들에게는 지독히도 부정적인 연상을 떠올리게 했다.[2] 한편, 모든 완화치료와 호스피스 작업은 죽음에 도움을 준다는 긍정적 의미로만 본다면 '능동적 존엄사'라고 표현할 수도 있다.

이렇듯 지난 수년간 임종 결정에 관한 모든 토론에서 각인된 '존엄사' 개념은 아무 쓸모가 없는 무용지물에 불과하다. 실제로 이 개념은 다중적 의미를 지니고, 감정적·역사적 부채를 지고 있으며, 개인적 관점에 따라 과소평가되거나 혹은 역사상 위협적인 것으로 치부되기도 한다. 또한 법률 분야에서도 이 개념이 확실해지기보다 오히려 미궁에 빠져들고 있으니 단언컨대 이 개념

表 5.2: 존엄사의 대체 개념[3]

능동적 존엄사	촉탁살인(형법 §216와 동일)
수동적 존엄사	연명조치 비도입(非導入) 또는 비속행(非續行) (죽음의 허용; 연방재판소의 새로운 판례: 의료행위의 중단)
간접적 존엄사(이미 대체)	생명 단축의 위험에도 용인된 고통의 완화

을 폐지해야 할 때가 이제 온 것이다.

이러한 이유로 1980년대부터 법의학과 완화치료의학 분야의 전문가들은 존엄사라는 용어를 폐기할 것을 계속 요청하며 새롭게 절제된 전문용어를 제안해왔다. 이 제안은 2006년 슈트트가르트에서 개최된 '독일 법학자의 날' 행사에서도 소개되었다. 표 5.2는 이를 요약한 내용이다.

이 개념은 각각의 구성요건을 감정적 의미의 함축없이 냉철하게 기술하기 때문에 오해의 여지없이 명백하다는 장점이 있다. 2010년 독일연방재판소가 '풋츠Putz 사건' 판결에 도입했던, 앞으로 소개할 새로운 전문용어는 애석하게도 극히 제한적으로만 적용하고 있다.

'풋츠 사건'에 대한 독일연방재판소의 판결

2002년 에리카 K씨에게 심각한 뇌졸중이 일어났을 때 그녀의 나이는 71세였다. 그녀는 더이상 주변과 소통하거나 외부 자극에 반응할 수 없을 정도로 심한 뇌손상을 입은 상태였고 그 상태가 호전될 것이라는 전망은 현실적으로 존재하지 않았다. K씨는 만일 이런 상황이 벌어진다면 연명치료 대신 편안히 죽고 싶다고 자녀들에게 누차 강조해왔지만 안타깝게도 그 내용을 '사전의료의향서'로 작성해놓지 않았다. 그 때문에 그녀에게 인위적인 영양공급을 위한 위관이 삽입되었고 요양시설로 입원 조치되었다. 그러던 어느 날 골절상으로 그녀의 팔을 절단해야 하는 상황이 발생하였다. 뇌졸중이 발병한 때로부터 4년 후, 그녀의 아들과 딸은 어머니의 의지를 실현시키기 위해 저명한 의료법 변호사 볼프강 풋츠Wolfgang Putz에게 도움을 요청하였다.

요양시설과의 기나긴 협의 끝에 2007년 크리스마스 직전, 겨우 길이 보이는 듯했다. 간호팀은 신체를 돌보는 데만 집중하기로 했고, 가족은 K씨에 대한 인위적 영양공급이 끝난 후 구강을 적시는 것과 통증용 반창고를 책임지기로 했다. 12월 20일 투입된 액체형 영양식이 마지막이었다. 그런데 그 다음 날인 12월 21일, 요양시설 원장은 법적 문제를 우려하며 태도를 180도 바꿔 인위적 영양공급을 즉시 재개하라고 지시하였다. 풋츠 변호사는 시설에서 계획하는 인위적 영양공급은 위법적 강제행위이므로 환자의 위관 튜브를 잘라버리라고 K씨 딸에게 유선상으로 조언했지만, 딸이 변호사의 말대로 튜브를 절단하자 시설에서는 경찰을 불러 그녀를 체포하였다. K씨는 곧바로 병원에서 새로운 위관 삽입 조치를 받았다.

2주 후 K씨는 심장마비로 사망했다. 그리고 위관 절제와 K씨의 사망이 관련이 있다고 볼 만한 정황이 없었음에도 그녀의 딸과 풋츠 변호사는 살인죄로 고발당했다. 딸은 변호사의 권고로 행동한 것뿐이었기 때문에 1심에서 무죄 선고를 받았지만, 변호사는 살인 미수로 9개월 구금에 집행유예를 언도받았다.[4]

풋츠 변호사는 당연히 이 판결을 순순히 받아들이지 않았고, 저명한 형법학자 귄터 비드마이어Günter Widmaier 교수의 조력을 받아 연방재판소에 재심을 신청했다. 연방재판소는 존엄사에 관한 판결원칙이 될 수도 있는 이 기회를 놓치지 않았고, 다음과 같은 사유로 풋츠 변호사에게 무죄를 선고했다. "임종을 목적으로 한 살인"과 "해당인의 동의가 있을 경우 질병으로 인한 죽음을 (막지 않고) 그대로 놔두는" 행동방식은 구별되어야 한다.[5]

연방재판소는 풋츠 사건을 판결하면서 '능동적'·'수동적' 존엄사라는 기존 전문용어를 정리하고, 대신 '의료행위의 중단'이라는 상위 개념으로 아래와 같이 대체했다.

1. 환자를 그대로 놔두는 혹은 진행중인 의료조치를 제한하거나 종료함을 통한 존엄사(의료행위의 중단)는 환자의 실제 혹은 예측가능한 의사에 부합하고(연방민법 §1901a조) 의료행위 없이는 사망에 이르는 질병의 진행 과정에 환자를 그대로 두는 것일 경우 정당한 것으로 간주한다.

2. 의료행위의 중단은 치료행위를 속행하지 않고 그대로 놔두는 것은 물론 적극적인 행동으로도 실행될 수 있다.[6]

이로써 다행히도 법적 확실성은 구축되었지만 연방재판소가 선택한 '의료행위의 중단' 개념은 아래에서 보다시피 임상 현실에서는 그다지 적절한 표현은 아니다.

말의 힘

나는 지난 수년간 통증완화치료 과정을 수강하는 의대생들에게 환자와 가족에게 사용하는 용어에 신중을 기해야 한다고 가르쳐 왔다. 의사가 하는 말은 환자와 가족에게도 당연히 영향을 주지만 그 말을 하는 우리 의사 자신에게도 똑같이 영향을 미치기 때문이다. 의대생들은 독일 응급병동에서 아직도 쓰는 '최대치료 Maximum therapy', '최소치료Minimum therapy' 같은 용어를 머릿속에서 하루빨리 지워버려야 한다. 현대의학에서 최대 혹은 최소 치료라는 것은 더이상 존재하지 않고 오로지 개별 환자들에게 그들의 현재 임상 상황에서 최선인 치료만이 있기 때문이다. 이때 항상 점검해야 하는 것이 바로 치료의 목표이다(2장 참고). 의사로서 우리가 일하는 데 있어서 그나마 확신할 수 있는 것 중 하나는 환자(뿐만 아니라 우리 의사)에게 언젠가는 연명치료가 더이상 아무 의미가 없는 순간이 도래한다는 것이고, 그렇게 되면 치료 목표는 수정되어야 하기 때문이다. 수정된 치료의 목표는 예외없이 완화치료 즉, 환자와 가족의 생활을 유지·개선하고 환자가 편안한 죽음을 맞이하게 하는 것이다.

　의사가 환자에 대한 조치를 '최대치료에서 최소치료로' 전환한다는 것을 환자 가족이 듣게 될 경우 미칠 영향은 쉽게 예상할 수 있다. 이 소식은 그들에게 치료 또는 의료행위의 포기나 중단과 마찬가지로 끔찍하게 들릴 것이다. 가족은 (물론 환자도) 이런 말을 듣게 되면 이른바 '자포자기'의 상태가 된다. 하지만 환자와 가족을 동요시키는 이 용어들은 객관적으로 틀린 말이다. 의학에서는 치료의 목표를 적합하게 변경할 뿐 절대 의료행위를 그냥 중단하는 법은 없다. 경우에 따라 완화치료적 조치가 기존 치료 행위보다 기술적이고 더 빨리 효과를 나타내기도 한다.[7] 통증완화 치료의학curative medicine과 기존 임상 중심 치료의학의 차이점은 사용 약품이 아니라 설정 목표를 생존 상태에 두는가 혹은 생명 연장에 두는가에 있다는 데는 반론의 여지가 없다.

　이런 용어가 의사에게 미치는 영향은 미묘하지만 중요하다. 신입 인턴 입장에서 전담의가 "이제 X씨에 대한 치료는 그만둡시다"라고 하는 것과 "이제 우리가 X씨에게 설정한 치료 목표를 점검하고 필요하다면 수정하도록 합시다. 하지만 환자나 가족을 절대로 외롭게 혼자 내버려두는 일은 없을 겁니다"라고 하는 것은 차이가 있다. 후자를 들은 예비의사는 환자와 가족을 완전히 다르게 상대할 것이고 아마도 좋은 의사가 될 것이다. 왜냐하면 우리가 쓰는 말이 곧 우리를 만들기 때문이다. 새뮤얼 주베르 Samuel Joubert는 "사람은 할말을 찾는 가운데 생각을 정리한다"고했고 일본에는 "말은 곧 그 사람이다"라는 격언이 있다.

국제적 전문용어

'존엄사Sterbehilfe: 죽는 것을 도와주다'라는 말은 독일의 특수한 용어이다. 이에 적합한 학술적 상당어구는 영어는 물론, 기타 다른 유럽의 주요 언어인 프랑스나 이탈리아어에서도 찾아볼 수 없다. 영어문헌에서 그나마 '죽음에 있어서의 보조assited dying'라는 용어가 이에 부합한다. 그밖에도 '촉진된 죽음hastened death'이나 '능동적 안락사active euthanasia' 또는 '수동적 안락사passive euthanasia'라는 용어가 있다. 뒤의 두 용어는 독일인에게 또 다시 약간의 혼란을 일으키긴 하지만 일반적으로 '안락사'라는 단어는 네덜란드와 벨기에서 실행되는 '능동적 존엄사'와 동의어로 독일에서 사용된다.

한편 이탈리아나 프랑스에는 독일어나 영어에는 없는 임종 관련 용어가 있다. 'accanimento terapeutico(佛: acharnement thérapeutique)'. 독일어로 '냉혹한 치료' 정도로 직역할 수 있는 이 표현은 이탈리아의사협회의 직업헌장 제16조에 아래와 같이 규정되어 있다. "의사는……건강 상태와/나 환자의 생존 상태 개선을 전혀 기대할 수 없는 진단학상의 또는 치료학상의 의료행위를 완고하게 고집해서는 안된다."[8]

'냉혹한 치료'라는 용어가 좀 이상하게 들린다는 것은 인정한다. 환자에게 이롭지 않은 조치를 '완고하게 고집'하는 것을 금지하는 것은 이미 의술(의학적 징후의 필수성)과 의학윤리(피해를 주지 않는다는 원칙)의 일반규정에서 고려할 수 있는 사항이기 때문이다. 그럼에도 이 용어는 4대 유럽국가 중 두 나라에 수년간 영향을 미치며 임종에 관한 토론이 완전히 다른 방향으로 전개되는 데 일조했다. 이 나라들에서는 과잉치료 문제가 독일이나 영국에서보다 훨씬 더 전면에 대두되고 있다.[9] 여기에서 더 자세히 살펴볼 필요없이 위 사례만으로도 각 나라별 임종 관련 논의가 각기 사용하는 용어의 영향을 얼마나 많이 받는지를 충분히 알 수 있다.

'자살'이란 말은 이제 그만!

전문용어에 관한 이번 장의 논의는 결국 '자살'이라는 용어 사용의 폐지를 위한 싸움으로 귀결될 것이다. 자살이라는 용어는 스스로를 살해하는 것이 (윤리적으로) 엄청난 대역죄로 처벌받던 시대에서 유래했는데 그 당시 자살한 사람은 교회에서 장례를 치를 수도, 성지聖地에 묻힐 수도 없었다. 아래 사례는 이런 일이 비단 지나간 옛날 이야기만은 아님을 보여준다.

피에르조르지오 웰비Piergiorgio Welby는 이탈리아 사람으로 수년간 진행성 근육위축증을 앓다가 종국에는 완전히 마비가 되어 인위적으로 호흡을 유지하게 되었다. 그는 눈동자를 움직여 의사소통을 했는데, 제발 호흡기를 떼고 죽을 수 있게 해달라고 의사에게 끊임없이 요청했지만 이탈리아 천주교회에서는 이를 '안락사'로 분류하고 강력한 거부권을 행사했다. (반대로 독일에서는 치료 포기를 법률로 확인된 환자의 권리로 간주하고 있으며 실제로 모든 저명한 윤리신학자들이 인정하고 있다.) 결국 의사가 적절한 통증완화치료를 실행한 후 환자의 요청에 따라 호흡기 작동을 종료하였고 당시 이탈리아주교회 의장 루이니 추기경은 망자의 천주교회 장례를 거부하며 아래 내용을 사유로 밝혔다. "자살자들은 '자살'이라는 죄를 정신착란 상태에서 저질렀을 것이므로 이를 참작하여 천주교회 내 장례를 더이상 금지하지 않고 있다. 그러나 웰비 씨의 경우, 수년간 호흡기를 제거해달라고 요청해왔으므로 '참작할 만한 상황'으로 인정할 수 없다." 이는 2006년에 발생한 일이다.[10]

추기경의 장례 거부는 질병이 일반적인 진행 기간을 훨씬 초과하는 바람에 그만큼 오랫동안 지속되어온 연명조치를 거부한 것과 통상 신체적으로 건강한 생명을 적극적으로 살해하는 자살이라는 개념의 근본적 차이점을 제대로 구분하지 못한 결과이다. 루이니 추기경의 주장을 그대로 따르자면 임종 시 이론상으로라도 가능한 모든 방식의 연명치료를 의식적으로 포기하는 모든 천주교 신자들은 사후 파문을 받게 될 것이고 그렇다면 최근에 성인으로 추대된 요한 바오로 2세도 이에 포함될 것이다.[11] 의사이자 기독교 신자인 내 개인적인 입장에서 볼 때 피에르조르지

오 웰비의 천주교회 장례 거부는 신학적 무능력의 증거이자 이탈리아 가톨릭교회가 더이상 영적 치유를 담당할 수 없다는 신호로 받아들여진다. 이러한 사실은 '자살'과 '자살자'라는 용어를 피하는 것이 왜 중요한지를 확실히 보여준다.[12]

　자살과 관련하여 역시 자주 사용되는 '자유로운 죽음'이라는 용어가 있는데, 이 개념은 특정한 사념적 태도를 숨기고 행위를 영웅화하려는 의도가 있기 때문에 썩 만족스럽지는 않다. 고루하고 차별적인 '자살'이라는 용어는 이제 우리 머리에서 삭제해야 한다. 대신 중립적 개념인 '자의적 죽음' 또는 '자의임종'이라는 용어로 대체하는 데 전력을 기울여야 할 때라고 확신한다. 왜냐하면 우리가 사용하는 말이 곧 우리를 만들기 때문이다.

6

타인의 도움을 받는 죽음과
자의에 의한 영양섭취의 포기

78세의 무슈 F[1]는 양로원 내 자신의 방으로 들어서는 우리를 환한 웃음으로 반겨주었다. "우리 신사분들께 제가 무엇을 해 드리면 될까요?" 무슈 F에게 자의임종suicide 보조의 실행을 허가할지 결정하기 위해 시작한 외래상담은 이렇게 예기치 못한 환대로 시작되었다. 그가 머물던 양로원은 스위스의 큰 대학병원 부속시설로, 환자가 집에 돌아갈 수 없을 정도로 악화되었거나 무슈 F처럼 돌아갈 집이 없는 경우에만 예외적으로 시설 내에서 자의임종suicide 보조를 받을 수 있도록 허용하였다. 그러기 위해서 수많은 상세 기준을 거친 뒤, 최종적으로 위원회 3인이 환자를 직접 방문해 그의 자의임종suicide 요청이 자유의사 책임능력이 존재하는 가운데 발현되었는지를 확인해야 한다.

나는 이 위원회 구성원으로 처음으로 상담에 동참했고, 병에 찌들어 우울증에 걸린 노인을 만날 거라 예상했기 때문에 그의 환대에 당연히 놀랄 수밖에 없었다. 무슈 F는 매우 친절하고 기품있게 우리를 맞이했지만, 다발성 경화증 심화 단계에 이른 상태였기 때문에 활동능력이 극히 제한되어 있었다. 이병은 발병 초기에는 대개 급격히 진행되지만 나중에는 무슈 F의 경우처럼 천천히 악화되게 된다. 그는 전신에 걸쳐 (진통제로도 겨우 일시적으로 완화될 뿐인) 끔찍한 통증을 수반하는 근육경직과 마비에 시달리고 있었고, 병이 소뇌 활동에까지 영향을 끼쳐 이 병의 특징 중 하나인 '토막난' 언어를 사용하는 침상 환자였다.

무슈 F는 이런 상황이 처음이 아니었기에 인내심을 갖고 자기 이야기를 풀어놓았다. 병이 시작된 것은 이미 30년전으로 처음에는 혼자 사는 데 아무 문제가 없었다고 했다. 그는 아내와 일찍 사별했고 자녀도 없었다. 그로부터 20년 후, 장애가 심각해져 집 근처 양로원으로 들어가기로 결정했고 양로원 비용을 지불하기 위해 집을 팔아야 했다. 무슈 F는 양로원 생활에 잘 적응했고 밝은 성격 탓에 사람들과 좋은 관계를 유지했기 때문에 그가 자의임종suicide을 희망한다는 사실을 요양사들이 접했을 때 엄청난 쇼크를 받을 정도였다. 무슈 F는 상담 중 그를 항상 성실히 보살펴준 요양사들에게 깊은 유대감을 표시했고, 그들에게 이러한 부담을 지우게 한 것은 안타깝지만 이제는 떠날 시간이 되었다고 말했다. 그는 자신이 활동 능력을 거의 상실한데다 최근 빈번한 요실금 증세 때문에 더이상 다른 길이 보이지 않는다고 말했지만, 의사들은 그가 건강한 체질이기 때문에 간호만 잘 받으면 몇 년은 더 살 수 있다고 전망했다.

그에게는 남은 소원이 하나 있었다. 그것은 바로 패러글라이딩 비행에 '승객'으로 동승하는 것이었다. 그가 앓고 있는 병과 상관없이 비행이 가능하다고 사람들이 얘기했기 때문에 죽기 전에 꼭 한번 타보고 싶다며 눈을 반짝였다. 죽음에 대한 확고한 결심과 슬픔에도 불구하고 무슈 F의 얼굴은 빛이 났고 우울함은 전혀 찾아볼 수 없었다. 그의 웃음은 진심이었고 매우 자연스러웠다. 위원회로서는 그의 결정이 자유의지에 따른 것임을 의심할 만한 어떠한 사유도 없었다.

하지만 안타깝게도 무슈 F의 마지막 소원은 이루어지지 못했다. 패러글라이딩을 하기로 한 전날 악천후가 시작되어 최소 2주간 비행을 할 수 없게 되었기 때문이다. 우리는 혹시 자의 임종suicide 협회와의 예약 일정을 미루기를 바라는지 물었고, 그는 "에휴, 뭐 그럼 할 수 없죠"라고 웃으며 대답하였다. 그가 사망한 후 요양간호팀은 그를 잃은 슬픔에 잠겨 애도했지만, 그럼에도 "그는 자신의 길을 간 거에요"라고 한목소리로 말했다.

의미와 법적 근거

가장 중요한 사실은 오스트리아나 이탈리아, 영국과는 달리 독일은 자의임종suicide 보조를 금지하고 있지 않다는 것이다. 촉탁살인과 달리 법적으로 정해진 바가 전혀 없기 때문에 처벌도 받지 않는다. 독일 형사소송법StGB 제1조는 "법으로 정하지 않은 형벌은 없다"라고 규정하여 이를 확실히 하고 있다. 또한 독일 형법을 아무리 뒤져보아도 '자의임종suicide'이나 '자의적 죽음' 또는 '자살'이란 단어는 찾을 수 없다.

자의임종(또는 그 미수)이 범죄로 간주되지 않는다는 것이 새삼 새로운 일은 아니다. 로마법은 물론, 1532년 카를 5세가 편찬한 상세 법원 규정인 카롤리나형사법전에도 "국민은 (다른 범죄에 연루되었거나 또는 다른 범죄의 위협이 따르는 것을 근거로) 재산에 대한 국가의 압류를 자의임종suicide 방식을 통해 방해해서는 안된다"라고만 규정돼 있다. 즉 자의임종suicide 자체는 현재와 마찬가지로 처벌받지 않았다는 것이다.[2]

논리적으로 보자면 처벌 대상이 아닌 행위를 보조하는 것은 범죄가 아니라는 것을 의미한다. 물론 법으로 특별히 규정해놓은 경우는 예외지만 형사소송법에는 이에 해당하는 경우가 없다. 따라서 타인의 자의임종suicide을 보조한 사람은 독일에서 처벌받지 않는다. 그럼에도 독일에서는 왜 이제까지 자의임종suicide 보조가 실제로 거의 적용되지 않고 있을까?

아마도 가장 큰 이유는 법학자들이 이제 더이상 시대에 맞지 않다고 도외시하는 '보증인(으로서의) 지위'에 관련한 오래된 판결에서 찾아볼 수 있는데, 한 사람의 생명에 대한 특별한 책임이 특정인(즉 보증인)에게 귀속된다는 판결로 의사나 가까운 가족 친지가 우선적으로 이에 해당된다. 그러나 의사가 자의임종suicide의 전제조건인 환자의 '자유의사 책임능력'을 이미 확인했다 할지라도 그 환자가 의식불명에 빠지면 연명 조치를 취해야만 하고, 그렇지 않을 경우 직무유기로 인한 살인죄(최소 5년형)로 기소되므로 이 판결은 모순적이다. 이러한 이유로 의사나 가족 친지들은 자의임종자가 죽음에 직면했을 때 처벌받지 않으려면 곁에 있지 말고 그를 혼자 놔두어야만 한다.

그간 판사들의 사고방식의 변화를 보여주는 첫번째 징후는 다음 사례에서 발견할 수 있다. 2010년 뮌헨 검찰은 본인이 의사였던 여환자가 자신의 자유의사 책임능력하에 실행한 자의임종suicide에 동행하고 연명 시도를 하지 않은 그녀의 가족에게 제기된 형사소송을 기소 중지했다. 가족의 보증인(으로서의) 의무는 "자의임종자가 자신의 자유의사 책임능력으로 각오한 자의적 죽음의 의사를 통해 제한되었다"는 것이 중지 사유였다.[3] 동일 선상에서 2013년 데겐도르프 지방법원은 자신의 확실한 자유의사 책임능력하에 자의임종suicide을 실행한 사람에게 소생조치를 실시하지 않은 의사에 대한 형사소송 개시를 기각하였다.[4]

하지만 아직까지 이러한 문제에 대한 최고법원의 새로운 판결이 없기 때문에 법적 불안감은 여전히 존재한다. 그리고 이 불안감으로 인해 관련 법 규정의 필요성이 대두되는 상황이다. 이러한 법 규정들은 다음 장에서 제안해보도록 하겠다. 아직까지도 몇몇 연방 주에서는 환자에게 자의임종suicide 보조를 한 의사들을 주법에 따라 처벌하고 있다.

촉탁살인과의 경계

자의적 죽음과 촉탁살인의 결정적 차이점은 법률가들이 말하는 행위지배에 있다. 자의임종자가 끝까지 현재 벌어지는 상황을 지배하는 것을 전제하므로 그는 언제든 의사를 바꿀 수 있고 시작한 행위를 끝까지 실행하지 않아도 된다. 자의임종suicide을 돕는 조력자가 예를 들어 독극물을 물에 타서 환자에게 건네줄 수는 있지만 그 물을 마시는 것은 환자가 스스로 해야만 한다는 뜻이다. 경우에 따라서는 하비에르 바르뎀Javier Bardem이 출연한 영화 〈씨 인사이드Mar Adentro〉 마지막 장면처럼 빨대의 도움이 필요하기도 하다.

알레한드로 아메나바르Alejandro Amenábar 감독이 연출한 이 영화는 라몬 삼페드로Ramón Sampedro의 실화를 다루고 있다. 1969년 스페인의 한 젊은 어부가 바다에서 다이빙을 하다가 목뼈가 부러지는 바람에 목 아래로 전신마비가 되는 부상을 입었다. 삼페드로는 스페인에서 처음으로 '조력를 받은 자의임종(스페인 법률에서는 범죄행위로 간주) 허용'을 공식적으로 옹호한 사람이다. 그가 제기한 소송은 1993년 패소하였다. 하지만 3년 후 그는 자신의 입으로 쓴 시와 에세이를 모아 삶과 죽음에 관한 성찰이 담긴 책《지옥에서 온 편지*Cartas desde el infierno*》를 출판하였다.[5] 1998년 삼페드로는 여자친구의 도움으로 마침내 소원을 이룰 수 있게 되었다. 삼페드로는 여자친구가 건넨 시안화 칼륨 용액을 빨대로 흡입하였고 비디오로 녹화된 그의 죽음을 향한 사투는 20분 가량 계속되었다. 이후 여자친구는 체포되어 기소되었으나 삼페드로의 수많은 친구들이 동시에 자신이 했다며 자수하는 바람에 결국 증거불충분으로 석방된다.

〈씨 인사이드〉라는 제목의 이 스페인 영화는 2004년에 개봉되어 수많은 상(최고의 외국영화에 주는 아카데미 외국어영화상을 포함)을 받았고 가톨릭 국가인 스페인 내에서 임종에 관한 격렬한 토론의 단초를 제시하였다. 이후 존엄사를 다루는 독자 상원위원회가 구성되기까지 했지만 스페인 법률은 지금까지도 바뀌지 않았다.

음료를 마실 수 있는 능력이 없다면 정맥을 통해 독극물을 주입하는 자의임종suicide도 가능한데, 이 경우 누가 직접 주입구 마개를 돌려 주입이 시작되도록 했는가를 통해 행위지배 여부를 확인한다. 반면 촉탁살인의 경우 환자의 요청에 따라 의사가 직접 죽음을 초래하는 주사를 놓아준다.

겉으로 보면 자의임종자가 직접 시작해야 하는 독극물 주입이나 의사가 직접 치명적인 약물을 주사하는 것이나 별로 큰 차

이가 없어보인다. 하지만 촉탁살인과 보조를 받은 자의임종suicide
의 경계 설정이 얼마나 중요하고 결정적인지는 우리가 경험한
사례(7장 참고)들이 말해주고 있다.

선례: 스위스와 오리건 주

스위스와 미국 오리건 주에서는 자의임종suicide 보조는 확실히 허
용하거나 묵인하면서 촉탁살인은 계속 처벌하고 있다.

스위스에서는 독일과 마찬가지로 촉탁살인을 예외없이 처벌
한다(스위스 형법 제114조). 조력를 받은 자의임종suicide과 관련하
여 스위스 형법 제115조는 아래와 같이 규정하고 있다. "자살을
실행 또는 시도하는 자를 *이기적 동기*[6]로 사주하거나 도움을 주는
경우 최고 5년의 금고형 또는 벌금형에 처한다." 이로써 스위스
의 법적 상황은 외형적으로 명확한 동시에 어떠한 규정도 존재
하지 않는 독일보다 엄격하다.

전술한 115조에 의거하면 스위스에서는 자의임종suicide 보조
가 이기적 동기(이익을 추구하는 경우도 포함)에서 실행되지 않았을
경우에는 처벌되지 않는다는 사실을 유추해낼 수 있다. 이 사실
은 '엑시트Exit'나 '디그니타스Dignitas' 같은 스위스 자의임종suicide
보조단체가 활동하는 데 있어 유일한 법적 근거로 자리잡았다.[7]
자의임종suicide 보조에 관한 좀 더 진전된 법률 규정이나 제한을
국민투표로 통과시키려는 시도는 지난 수년간 실패를 거듭했고,
가장 최근인 2011년에는 85% 이상의 반대표가 취리히 주에서 집

계되었다. 이는 위에서 언급한 단체의 높은 회원수에서도 알 수 있듯이 이 문제에 대한 사회적 합의가 국민들 간에 이루어져 있음을 알려준다.

이 문제는 심리학적으로도 역시 이해가 가능하다. 자의임종suicide 보조단체는 인간이 마지막 임종단계에서 겪게 될 죽음의 고통과 통제력 상실에 대한 포괄적 공포심을 바탕으로, 회원들이 더이상 견딜 수 없는 상황에 도달했을 때 자신들을 '마지막 탈출구'로 사용하는 것을 비교적 낮은 연회비로 보장해준다. 그러나 이 단체 회원 중 극소수만이 자의임종suicide 보조를 신청하기 때문에 이런 걱정은 대개의 사람들에게는 해당되지 않는다. 말하자면 이것은 사람들이 임종과 관련해 지닌 두려움을 완화시켜주는 일종의 '죽음보험'인 셈이다.

2011년 6월 스위스연방의회는 조직화된 자의임종suicide 보조에 관해 명확히 규정하는 것을 국가적 차원에서 포기하기로 결정했고, 주 정부와 각 주에서는 자의임종자의 수를 감소시키기 위해 자의임종suicide 예방협회와 통증완화 치료의학을 계속적으로 지원하겠다는 입장을 동시에 밝혔다. 이러한 일괄조치는 (개인의) 자결권을 강화하는 데 기여할 것이다.

자의임종suicide 보조에 관한 유일한 법 규정은 바아트 주Kanton Waadt에서 주민투표를 거쳐 2013년 1월 1일자로 발효되었다. 이 규정은 종합병원과 요양원에서의 자의임종suicide 보조 실행과 이러한 시설에서 자의임종suicide을 보조할 경우 충족시켜야만 하는 일련의 전제조건을 명시했는데, 치료담당의에게 정보를 전달하고 환자의 판단능력을 점검하며 대체의학, 특히 완화치료의학이 제공되었는지를 유의하는 것이 포함된다. 새로운 바아트 주 법률에 의거한 첫 사례가 매우 긍정적이었던 것을 시작으로 이제 다른 주에서도 유사한 법률 도입을 고려하고 있다.

지난 수년간 스위스에서 심각하게 논의된 문제는 신체적으로 심각한 질병을 앓고 있는 사람 외에도 정신질환자와 고령층에게 조력을 받는 자의임종suicide을 원칙적으로 허용할 것인가였다. 이와 관련된 사례는 이미 상당수 알려져 있다. 2014년 5월, 엑시트는 주주총회에서 고령자를 위한 '조력를 받는 자의임종suicide'의 일반적 해제를 청구하는 결정을 내렸고 이로 인해 '고령자살'과 관련된 사회적 논쟁이 일어났다.[8]

미국 오리건 주는 1997년 두 차례의 주민투표를 거쳐 자의임종suicide 보조를 법적으로 허용했는데, 이는 아래의 엄격한 전제조건하에 의사만이 실행할 수 있도록 했다.

- 살 날이 제한된 불치병이고 완화될 수 없는 지속적인 고통에 시달리는 경우
- 성년자로 2인의 독립적 의사와/나 심리학자가 감정한 자유의사 책임능력을 소지한 경우
- 대체 치료 방법의 가능성에 대한 상담과 통증완화 치료의학적 조치에 대한 안내
- 자의임종suicide 보조에 대한 환자의 지속적 요청이 증명된 문서
- 약품 처방과 복용에 관한 세심한 기준

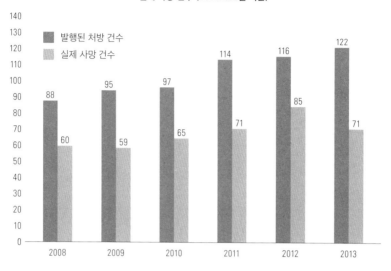

표 6.1: 2008~2013년 오리건 주의 자의임종 보조를 통해 발행된 처방전과
실제 사망 건수 (2014.1.22일 기준)

- 기록문서 작성과 보도의 투명성
- 자의임종suicide 보조에 대한 공개적 광고 금지

　자의임종suicide 보조 실행 건수에 관한 공식통계는 매년 인터
넷을 통해 공개된다.[9] 사회적 압력에 대한 초기의 두려움은 차차
가라앉았고 〈존엄사법Death with Dignity Act〉 도입 이후 오리건 주의
완화치료 수요는 눈에 띄게 증가하였다. 완화치료의학의 가능성
에 대한 설명을 의무화하면서 오리건 주에서 자의임종suicide 보
조를 요청한 사람들의 거의 90%가 사전에 완화치료 조치를 받
게 되었다.[10]

특히 주목할 만한 점은 오리건 주에서 매년 엄격한 절차를 거쳐 치사량의 마취약을 의사에게 처방받은 약 120명의 사람들 중 거의 1/3이 결국 이 약을 복용하지 않고 자연사한다는 사실이다 (표 6.1). 이 사실을 통해 그중 일부는 의사의 자의임종suicide 보조를 받을 기회가 없었다면 강제적인 자의임종suicide 방법을 선택했을 수도 있음을 알 수 있다. 이 1/3에 해당하는 환자들은 치사 약물 사용을 스스로 결정할 수 있는 것만으로 만족했기 때문에 자연사할 때까지 그저 가지고 있는 것만으로 충분했다. 이러한 관점에서 자의임종suicide 보조에 관한 확실한 규정의 필요성과 자의임종suicide을 방해하는 간과할 수 없는 효과에 대해서도 논의가 전개될 것이라는 예상은 정확하다.

실제 의미

"이제 겨우 마흔여섯 살인 나의 형 우어반. 그는 지금 고통스러운 죽음을 기다리고 있다." 2005년 12월 8일자 《차이트》에 실린 기사 첫 문장이다.[11] 저널리스트 바르톨로메우스 그릴Bartholomäus Grill은 이 기사에서 자신의 친형 우어반의 마지막 여로를 이렇게 기록했다.

> 우어반 그릴Urban Grill이 구강암에 걸린 것은 2004년이었다. 그의 첫번째 수술은 성공적이었지만 암은 곧 재발하였다. 상태는 악화일로였고 기관절개술을 받은 자리는 가래로 계속

막혀 우어반에게는 음식을 먹는 것 자체가 고통이었다. 우어 반은 취리히의 자의임종 보조단체 디그니타스에 연락을 취했고, 그의 요청을 검토한 단체는 자의임종suicide 보조를 시행할 예약일자로 2004년 11월 26일을 우어반에게 통보하였다. 기자는 우어반이 오버바이에른 지역에서 스위스로 떠나는 마지막 여행에 관한 기사를 쓰면서, 왜 독일에서는 이 방법이 가능하지 않은지 끊임없이 질문을 던진다. 우어반의 여동생과 남동생이 동행한 마지막 여행의 종착역인 디그니타스의 간소한 침상에서 우어반은 펜토바르비탈 용액을 마시는 데 마지막 온힘을 쏟아낸 뒤 여동생의 품에서 사망한다.

기사의 첫 문장으로 돌아가 달리 생각해보면, 최상의 완화치료를 받고 있음에도 고통스럽게 죽어가는 환자는 있을 수 있다. 하지만 이런 경우는 극히 드물다. 현재 여러 곳에 분포되어 있는 '응급 완화치료 전문팀SAPV'[12]이라면 우어반 그릴이 소원하던 대로 자신의 집에서 만족할 만큼 생을 누리다가 죽을 수 있게 도와줄 수 있지는 않았을까? 이는 아무도 알 수 없는 일이다.

위 사례가 보여주듯 현재 독일에서 '조력을 받은 자의임종suicide'이 대개의 사람들에게 가진 의미는 바로, '위기상황'에 처한 경우 스위스로 건너가 받을 수 있는 도움이다. 지금까지 스위스에서 유일하게 외국인에게도 자의임종suicide 보조를 (비용을 지불할 경우) 허용하는 스위스 단체 디그니타스는 2002년에서 2012년 사이 총 713건, 연평균 65건의 자의임종suicide 보조를 독일 국적자에게 실시했다고 자체적으로 밝혔다. 2012년에는 84명에 달했는데, 언론에서 "죽음 관광상품"이라고 비난하는 이런 현상은 지난 수년간 계속해서 독일 내 존엄사 논쟁을 불지피는 데 일조하고 있다.

독일에서 자의임종suicide 보조가 실제로 얼마나 일어나는지는 밝혀진 바 없다. '독일존엄사협회'라는 비공식단체에 따르면 2011년 27건의 자의임종suicide 조력 동행이 있었다고 하고 이밖에도 개인 신분으로 자의임종suicide 조력을 정기적으로 담당하고 있다고 공개적으로 밝힌 사람도 있다. 한 TV 보도에 따르면 2013년에는 최소한 155건의 자의임종suicide 보조가 독일에서 있었다(연간 사망 건수 총 87만).[13] 개인적으로 친분이 있는 의사 중에도 자의임종suicide 보조를 담당한 적이 있다고 밝힌 사람들이 있다.

식음료의 자발적 포기

M 여사는 양로원에서 매우 인기가 좋은 사람이었다. 94세의 나이에 키가 겨우 150센티미터 밖에 안 되는 그야말로 작은 여왕님이었던 M 여사는, 그녀만의 자연스러운 기품으로 양로원 동료들과 요양사들의 존경을 한몸에 받고 있었다. 하지만 그런 M 여사의 인생이 그리 평탄했던 것은 아니다. M 여사는 자녀 중 하나를 어릴 적 교통사고로 잃어야 했고, 남편 또한 12년 전 암으로 먼저 떠나보내야 했다. 1, 2차세계대전을 다 겪고도 살아남은 분이라 웬만한 일로는 놀라지도 않았다.

M 여사는 양로원 동료들에게 늘 따뜻한 말을 건넸고 항상 맑은 정신으로 섬세한 유머를 선사했다. 그녀에게서 고령으로 인한 치매 증세는 전혀 찾아볼 수가 없었다. 특히 룸메이트인 열 살 연하의 진행성 치매로 건강이 악화되고 있는 할머니와 돈독한 관계를 유지했다. M 여사는 성심성의껏 룸메이트를 돌보았고 그녀가 밤에 소리를 지르거나 낮에 음식물로 방을 어지럽혀도 절대 불만을 토로하지 않았다. M 여사는 양로원에서 아무도 모르던 룸메이트의 사전의료의향서를 기억하고 그녀가 폐렴으로 죽음이 임박했을 때 이 문서를 근거로 병원으로 이송돼 응급조치를 받지 않고 편안히 눈을 감을 수 있게 도와주기도 했다.

룸메이트의 죽음 이후 M 여사는 며칠간 깊은 사색에 잠겼다. 안부를 묻는 질문에 미소를 짓기는 했지만 식사는 거의 하지 않았다. 요양사들이 말을 걸면 그저, "이제 나도 가야 할 때가 왔어요"라는 대답만 했다. M 여사는 결국 요양팀의 간절한 요청도 마다하고 모든 음식물과 음료 섭취를 중단했다. 여사는 아직 살아있는 두 자녀를 불러 자신의 결정을 알리며 이해해달라고 부탁하였고, 자녀들은 충격을 받기는 했지만 인위적으로 영양공급을 받고 싶지 않다는 그녀의 결정을 존중했다.

M 여사는 날이 갈수록 더 조용해졌지만 특별히 더 고통을 받는 것처럼 보이지는 않았다. 2주 후 M 여사는 깊고 편안한 잠에 빠져들었고, 더이상 깨어나지 않았다.

잘 알려져 있지 않은 자의임종 suicide의 특별한 형식 중 하나가 바로 '식음료의 자발적 포기FVNF'이다.[14] 이 방식은 주로 고령의 노인들에게 사용되는데 특정 시점부터 음식과 음료 섭취를 의식적으로 중단해 죽음에 이르게 된다. 중병 환자보다는 M 여사처럼 맑은 정신으로 시기를 결정하는 사람들이 많다.[15] 이와 별도로 영양공급을 점차적으로 줄이는 경우가 있는데 이는 진행성 치매환자들의 마지막 임종단계에서 전형적으로 나타난다. 역시 구별돼야 하는 방식으로 중병 환자의 사망 단계(최후의 며칠 혹은 몇 시간) 상황인데 이때는 배고픔은 전혀 느끼지 못하고 갈증은 대개 구강 청소만으로도 해결된다.[16]

한 사회의학 논문에 따르면 네덜란드에서 식음료의 자발적 포기로 사망하는 사람의 비율은 약 2%에 달한다.[17] 독일의 통계는 없지만 식음료의 자발적 포기로 인한 사망자도 '자연사의 일종'으로 분류되기 때문에 아마 숨겨진 비율은 높을 것이다. 307명의 호스피스 요양사들을 대상으로 한 미국의 한 논문에서, 응답자의 1/3이 죽음에 직면하지 않은 환자가 식음료의 자발적 포기를 통해 죽는 것을 최소한 한번은 경험한 적이 있다고 밝혔다.[18] (독일 요양사 500인을 대상으로 한 강연 중 내가 같은 질문을 했을 때도 과반수 이상이 손을 든 바 있다.) 이 조사에서 요양사들에게 환자의 죽음이 진행되는 상황의 수치를 0(매우 고통스러움)에서 9(매우 평안함)로 예측해줄 것을 요청했고, 이중 92%가 5에서 9, 과반수 이상이 8이나 9로 평가했다. 이 숫자는 일반적으로 식음료의 자발적 포기를 통한 평화로운 죽음을 시사한다. 그러나 이러한 임종 진행과정은 열흘에서 이주까지의 시간이 소요되어 때때로 환자와 특히, 가족 친지들에게 정신적 부담감을 안겨주기도 한다. 완화치료학자 미하엘 드 리더가 베를린의 철학자 클라우스 콕흐Claus Koch의 임종에 동행하는 것을 보고 여성 저널리스트 샬롯테 프랑크Charlotte Frank가 쓴 감동적인 기사 〈마지막 의지〉에서 기술한 것처럼 식음료의 자발적 포기는 무엇보다 숙달된 완화치료의학적 간호가 지속적으로 동반되어야 한다.[19]

네덜란드 정신과 의사 보데와인 샤보Boudewijn Chabot와 독일 신경생물학자 크리스티안 발터Christian Walther가 공동집필하여 2012년 발행(3판)한 《임종의 탈출구》라는 책에는 식음료의 자발적 포기에 대한 최근 지식이 상세하게 집약되어 있다.[20] 저자들이 정확히 밝힌 바와 같이 식음료의 자발적 포기가 고통스럽지 않은 방법이라고 할 수 없을 뿐더러 자율적 죽음이라는 문제를 단번에 해결하는 신의 한 수도 아니다. 하지만 당사자의 강한 의지와 가족 친지를 포함한 숙련된 완화치료진의 동행이 전제된다면 이 방법은 분명히 특별한 상황에 처한 고령의 노인들에게 유용할 것이다. 또한 실재하는 모든 자의임종suicide 방식과는 반대로 경우에 따라 실행 도중 자기 결정을 재차 숙고해볼 기회도 있다.

7

의사의 조력을 받는 자의임종이 필요한가 :
부차적 현상에 대한 법률 제안

이번 장에서는 이제까지의 관찰을 마무리하는 의미로 독일에서 조력을 받은 자의임종suicide을 실행하기 위한 법 규정의 필요성을 제기하고자 한다. 이는 4인의 의료법, 의료기술, 완화치료의학 등 전문분야 학자들(저자도 포함)이 작성한 법률안을 기초로 하고 있다.[1]

가장 중요한 근거: 최고 사유는 바로 사고의 자유

개인적 관점에서 봤을때 존엄사 관련 법률안을 제안하는 가장 중요한 이유는, 그 의미가 제한적일지라도 반드시 필요한 법률일 뿐만 아니라 임종 시 발생하는 좀 더 중요한 문제들에 대해 생각할 자유를 준다는 데 있다.

독일의 벌어지는 이른바 '존엄사 논쟁'이 오로지 '존엄사'를 인정할 것인가 아니면 계속 금지할 것인가라는 질문에만 집중한다는 것은 정말 믿기 힘들 정도이다. 이미 살펴본 바와 같이 '존엄사'라는 모호한 개념 속에는 독일에서 금지되거나(능동적 존엄사) 부분적으로 인정되거나(수동적·간접적 존엄사), 심지어는 전혀 법제화되지 않은(조력을 받은 자의임종suicide) 다양한 상황이 포함되어 있기 때문에 그런 질문 자체가 잘못된 것이다. 각 개념들은 제각기 다르게 평가되어야 한다. 게다가 이렇게 뒤죽박죽 헝클어진 개념을 풀어낸다 치더라도 지난 수천 년간 지속해온 임종의 자율성에 관한 다양한 철학적 논쟁을 어째서 사망 순간의 자율권으로만 국한하려는지 정말 알 수가 없다. 대부분의 사람들에게는 이보다 훨씬 더 중요하고 실제로 더 의미있는 측면이 있다는 것을 이번 장에서 밝히고자 한다.

독일에서 벌어지는 논쟁이 역사적·심리적·심령학적 그리고 무엇보다 경제적 이유(11장 참고)에서 오로지 한 가지 문제 즉, 중병을 앓는 사람이 생을 단축하고자 할 때 도움을 요청할 수 있는가, 만일 그렇다면 어떤 도움을 받을 수 있는가라는 문제에만 유독 촉각을 곤두세우는 것은 부정할 수 없는 사실이다. 그동안 이러한 논쟁은 문제의 실제 규모(전술한 바와 같이 스위스의 경우 자의임종 보조를 용인하고 있음에도 전체 사망자 수의 0.7% 정도만 차지)보다도 훨씬 더 심하게 크기를 키우고 있다. 스위스의 대학부속 종합병원에서 완화치료의학을 담당하는 우리 같은 의사들에게 조력을 받은 자의임종suicide은 부차적 역할을 한다. 우리가 담당한 환자 중 이 방식을 선택하고 스위스 보조단체 중 하나를 통해 자택에서 자의임종suicide 보조를 받는 경우가 1년에 한두 번 있는데, 경우에 따라 수년간 자신과 투병을 함께 해온 완화치료팀에게 그들은 진심으로 깊은 감사를 표하고 떠난다. 우리가 병원이나 자택에서 돌보는 환자의 수가 1년에 거의 천 명에 이르는 데 비하면 이 숫자는 그야말로 새발의 피나 다름없다.

전술한 현상의 규모와 비교했을 때, 그동안 일부러 토론의 격을 떨어트린다는 느낌을 떨칠 수 없었던 '존엄사' 관련 논쟁이 실은 임종의 자율성과 확실히 관련된 실존하는 위험을 보지 못하도록 우리의 눈과 귀를 막고 있었던 것이다. 이렇게 결코 유쾌하지 않은 상황을 종결시키고 정말 중요한 문제에 집중할 수 있기 위해서는 통계상 임종 간호의 부차적 측면에 해당하는 자의임종suicide 보조에 관한 합리적 해결책을 제안하는 것이 더 의미가 있다.

법률화를 위한 논거

조력을 받은 자의임종suicide을 독일에서 법률화하는 데 필요한 주요 논거는 아래와 같다.

- 법 규정의 완벽한 부재는, 특히 의사에게 어디까지 허용되고 무엇이 금지되는지에 대한 불안감을 확산시킨다.
- 많은 환자들이 혹시 거절당할까봐 또는 최악의 경우 정신과에 입원당할 수도 있다는 두려움 때문에 의사에게 자의임종suicide

욕구를 말할 엄두를 내지 못하고, 이 때문에 긴급한 상황에서 환자에게 도움을 줄 수 있는 귀중한 기회가 사라지게 된다.

- 공개된 자의임종suicide 보조 사례 중 몇몇 환자의 자유의사 책임 능력 유무가 중대한 의혹을 불러 일으키는데 특히 신체적으로 생명이 단축되는 질병이 없는, 정신질환을 앓고 있는 사람의 경우가 이에 해당된다.

- 현재 의사 외에 의학교육을 받지 않은 비의사 자의임종suicide 조력자들도 활동함으로써 병의 진행이나 징후, 완화치료의학과 같은 대체치료 가능성에 대한 설명이 불가능하거나 충분하지 않다는 위험이 발생한다.[2]

- 몇 명의 자의임종suicide 조력자가 환자를 강제하고 부적절한 금전적 요구를 한다는 단서가 있다. 정해지지 않은 불투명한 상황은 자의임종suicide을 희망하는 사람들이 사기의 위험에 빠지게 만들 수도 있다.

- 자의임종suicide 보조를 받을 가능성이 없다는 이유로 몇몇 환자들이 강제적 자의임종suicide 방식을 선택해 가족과 제3자에게 커다란 부담을 주고 안전을 위협하는 상황을 초래할 수도 있다.

- 독일에서 발생하는 자의임종suicide 보조의 빈도에 대한 정확한 수치가 없어, 독일 사회는 이와 관련된 실행과 발전에 대해 정확한 답변을 줄 수가 없다.

수치가 말해주는 것

촉탁살인과 (또는) 조력을 받은 자의임종suicide을 허용하는 국가들에서 어렵게 집계된 숫자를 조합해보면 아주 흥미로운 그래프가 만들어진다(표 7.1).

이 정보를 분석하면 다음과 같은 귀납적 추론이 도출된다. 두 방식을 모두 허용한 나라에서는 촉탁살인이 훨씬 더 우위를 차지하고 있다. 네덜란드에서는 2012년 천 명 중 28명이 촉탁살인으로 사망했고, 자의임종suicide 보조를 받아 사망한 경우는 천 명중 단 한 명이었다. 현재를 기준으로 봤을 때 벨기에의 경우 자의임종suicide 보조로 사망한 비율은 더 낮다. 지난 수년간 네덜란

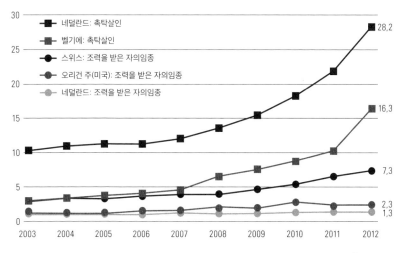

표 7.1: 촉탁살인과 조력을 받은 자의임종의 연간 발생율(기준: 사망자 건수 천 명 당)[3]

드와 벨기에에서 촉탁살인의 빈도는 눈에 띄게 증가했지만 조력을 받은 자의임종suicide은 거의 일어나지 않았다.

　두 방식이 모두 허용된 지역에서 촉탁살인이 자의임종suicide 보조와 비교했을 때 우위를 차지한다는 것은 환자가 자신의 죽음을 의사 손에 맡기는 것을 선호한다는 것을 의미한다. 자의임종suicide 보조만을 허용하는 국가와 비교하여 생명을 단축시키는 조치가 벨기에와 네덜란드에서 훨씬 많이 실행된다는 것은 환자가 촉탁살인을 실행할 처분권한이 있는 의사에게 생명단축을 요청하는 데 대한 심리적 망설임이 적다는 것을 의미한다(4장에서 이미 언급한 슈룻트 교수의 법철학적 논증을 통한 경험론적 확인 참고). 하지만 이러한 배경이 있더라도 촉탁살인에 대한 처벌은 정당하고 필요한 것으로 간주된다.

　자의임종suicide 보조를 허용하지만 법제화하지는 않은 스위스도 빈도 수가 상승하는 경향을 보이고는 있으나 벨기에와 네덜란드보다는 훨씬 낮은 수준이다. 진행방식에 대한 규정과 세밀한 전제조건의 부재 때문일 수도 있는데 특히 지난 몇 년간은 신체질병이 없음에도 자의임종suicide 보조를 요청한 사람들의 수가 스위스에서 증가세를 보였다. 이에 반해 오직 중병 환자에게만 엄격히 규정된 전제조건에 따라 의사를 통한 자의임종suicide 보조를 허용한 미국 오리건 주에서는 지난 수년간 극히 경미한 상승율을 보였는데 이는 네덜란드의 촉탁살인 빈도 수와 비교하면 1/10에도 미치지 않는다.

　이러한 경험적 증거를 통해 오직 중병 환자에게만 조력을 받은 자의임종suicide을 허용하고 이를 위해 확실한 전제조건과 규정을 계획하며, 촉탁살인은 예외없이 금지하는 법 규정이 실재한다면 생명을 단축시키는 조치와 그 수요를 증가시키기보다는 오히려 오랜 기간 제한이 가능할 것이다.

법률안의 목표

앞에서 언급한 생각과 경험적 증명을 근거로 우리가 제안하고자 하는 법률안이 추구하는 목표는 아래와 같다.

- 환자의 자율성 존중
- 의사들의 상담 의무화를 통한 환자에 대한 배려
- 당사자에 대한 사회적 압력으로부터 보호
- 자의임종suicide 예방
- 촉탁살인의 해제 방지
- 모든 관련자들을 위한 투명성과 법적 안정성

법률안 개요

이 제안은 본질적으로 아래의 내용을 포함하고 있다.

자의임종suicide 보조는 통상 아래 두 경우를 제외하고는 처벌 대상이다.

1. 가족 친지 또는 다른 친밀한 관계에 있는 사람이 자유의사 책임 능력이 있는 성년자가 결정한 동 행위를 보조할 경우
2. 의사들이 조력자일 경우

- 의사의 경우 아래 전제조건을 준수할 때만 예외로 한다.

  ① 개인 상담을 통해 환자가 자의임종suicide 보조에 대해 충분히 생각할 시간을 가진 후 요청했다는 확신이 있어야 한다.

  ② 개인적으로 진찰하여 환자가 불치병으로 살 날이 얼마 남지 않아 고통받고 있다는 확신이 있어야 한다.

  ③ 환자의 상태와 앞으로의 예측, 자의임종suicide 보조 가능성 및 기타 다른, 예를 들어 완화치료의학과 같은 조치를 환자에게 전반적으로 설명해야 한다.

  ④ 제3의 독자적인 의사 최소 1인을 참여시켜 환자를 개인적으로 진찰하고, 위 ①, ②항에 대한 감정서를 서면으로 제출하도록 한다.

  ⑤ 위 ③항에 의거한 상담을 통한 자의임종suicide 보조에 대한 설명과 실제 실행은 최소 10일의 유예기간을 필요로 한다.

- 자의임종suicide 보조의 실행은 의사의 직업적 의무에 속하지 않는다.

- 자의임종suicide 보조에 대한 어떠한 형식의 광고도 처벌 대상이 된다.

- 촉탁에 의한 살인(형법 §216조)의 처벌성은 위 내용에 저촉을 받지 않는다.

이러한 법률안에 대한 의학적·윤리적·법적 관점에서의 상세한 학문적 근거에 관해서는 별도로 정리해 출간했다.[4] 법률안을 제기하는 중요한 근거를 정리하자면 아래와 같다.

1. 현재 정신과 의사와 자의임종suicide 연구가들 가운데 중병을 앓으며 완화되지 않는 통증에 시달리는 상황에서도 자유의사 책임능력을 발휘하여 자의임종suicide 요청을 하는 것이 가능하다는 것을 의심하는 사람은 없다.

2. 최상의 완화치료 간호를 받고 있는 사람이라 하더라도 중병에 시달리며 살 날이 얼마 남지 않았다면, "죽을 때까지 아직 더 견뎌야 한다는데 이젠 정말 그만하고 싶어요"라고 당연히 말할 수 있다.

3. 이렇게 지극히 사사로운 범위에 속하는 일로 자국민에게 윤리적 핸디캡을 주는 것이 국가가 할 일은 아니다. 오히려 절망스러운 응급상황에 처한 국민에게 국가는 배려심을 보여야만 한다.

4. 국가는 생사의 갈림길에 처한 사람들에게 전문지식이 있는 상담자를 찾을 수 있는 자유를 주고 이들이 주저없이 개개인의 상황에 대처할 수 있도록 배려해야 한다. 자의임종suicide 보조를 요청하는 중병 환자와의 상담에 필수적인 전문지식은 다른 누구보다도 의사가 가지고 있다.

5. 두 차례에 걸친 의사의 진찰과 관련 정보제공 상담을 통해 환자에 대한 배려와 사회적 억압으로부터의 보호 및 자의임종suicide 예방 목적을 성공적으로 달성하게 된다.

6. 의사와 가족 친지들이 유기로 인한 살인죄로 기소되지 않기 위해 죽어가는 자의임종자를 멀리 해야만 하는, 이른바 '보증인(으로서의) 지위'라는 법적 문제성은 이 법률안을 통해 해결된다.

7. '이윤을 목적으로 하는 영업형' 자의임종suicide 보조 단체만 금지해야 하는지, 혹은 '행위의 반복성을 목적으로 하는 사업형' 자의임종suicide 보조 단체도 금지해야 하는지에 관한 문제도 역시 조직적 형태의 자의임종suicide 보조와 광고를 금지한다면 해결 가능하다.

8. 촉탁살인을 허가할 경우 대체 불가능한 위험이 발생하게 된다는 것은 이미 경험적으로 증명되었기 때문에 예외없이 처벌 대상으로 두어야만 한다. 또한 이러한 방식은 의료기술의 발전을 고려했을 때 더이상 실제에서 필요하지 않게 되었다. 자유의사 책임 능력에 의거하여 자의임종suicide을 요청할 수 있는 상태에 있는 사람이라면 진행 과정에서 마지막까지 행위를 지배할 수 있기 때문이다(지금은 전신마비 환자도 눈동자를 움직여 아무 문제없이 컴퓨터를 조종할 수 있는 시대이다).[5]

반대 의견들

생존권

'생존권'은 (특히 교회나 성당에서 내세우는) 신의 선물인 생명을 임의로 처분할 수 없다는 불유용성과 함께 대표적 반론으로 자주 등장한다. 생명의 불유용성 주장은 논쟁의 여지없이 엄청난 무게감을 지니기는 하나 오직 종교단체에 소속된 신자들만이 이를 심각하게 받아들이고 있다. 정교가 분리된 다원성이 있는 국가는 신앙의 자유와 종교 행사에 있어 이를 제한없이 존중하고 배려해야 하며, 개인의 종교적 가치관이나 혹은 기타 단체의 가치관을 법률을 통해 다른 가치관으로 전이시켜서는 안된다.

기본법에 보장된 '생존권'이 '생존의 의무'가 아니라는 것에 모든 전문가들이 의견일치를 보인다. 그렇지 않으면 자의임종suicide이나 그 미수는 당연히 다시 처벌 대상이기 때문이다. 그렇다고 생존권이 곧 '죽을 수 있는 권리'라는 도치적 결론을 내려 우리가 제기하는 법률안의 근거에 포함시키고 있지는 않다. 우리의 법률안은 다만 규정의 부재로 불만족스러운, 그리고 투명성의 부재로 많은 사람들에게 부담을 지우는 현재의 법적 상황을 개선하려는 시도이다.

의사-환자 관계의 중단에 대한 우려

이 주장은 특히 독일연방의사회에서 제기한 것으로, 환자의 자의임종suicide 실행을 보조하는 것은 의사정신에 반하는 행위로 이를 통해 의사 집단 전체에 대한 신뢰가 강력한 손상을 입게 될 것이라는 반론이다. 이에 따라 독일의사협회는 2010년 의사를 위한 표준-직업규정을 수정하고 논쟁의 여지가 있는 다음 문장을 삽입하였다. "(의사들은) 자의적 죽음에 도움을 주어서는 안된다." 한편 표준-직업규정은 법적 구속력이 있는 직업규정을 위한 제안에 불과하고 이는 각 주의 의사회에서 수용 여부를 결정하게 되는데, 2014년 8월을 기준으로 총 17개 주 의사회 중 10개 의사회에서 이 문장을 수용하는 이율배반적 상황이 발생했다. 좀 더 자세히 설명하자면 바이에른이나 바덴-뷔르템베르크 주의 의사가 자의임종suicide 보조를 한 경우 의사라는 신분상 특권을 누릴 수가 없고 심지어는 의사면허가 박탈될 수도 있지만 헤센이나 튀링엔 주에서는 가능하다는 뜻이다. 그러나 베를린 행정법원은 2012년 판결을 통해 자의임종suicide 보조를 실행한 의사를 직업 법률에 따라 처벌하는 것은 위법이라고 언명했다.[6]

자의임종suicide을 보조하는 것이 의사의 품위에 반하는 일인지에 관해서는 의사들 간의 의견이 분분하다. 2009년 연방의사회의 발주로 실시된 대표적인 설문조사에 따르면 의사들이 현장에서 자의임종suicide 보조에 관한 요청을 상당히 자주 접하며, 법적으로 확실히 허용된다면 자의임종suicide 보조를 시행하겠다고 응답한 의사는 37%에 이른다.[7] 따라서 자의임종suicide 보조를 비윤리적이라는 이유로 만장일치로 거부한다는 것은 독일 의사들 사이에서 논할 가치도 없는 말이다.

신뢰의 상실에 대한 두려움이 정확히 무엇을 의미하는지에 대해서는 이제까지의 경험에 비춰보아도 증명이 불가능하다. 2003년에 실시된 설문조사에서 "나를 담당하는 가정의가 불치병 환자의 자의적 죽음에 도움을 주었다고 하더라고 신뢰가 상실되지는 않을 것이다"라는 예문에 84%가 그렇다고 답했다.[8] 자의임종suicide 보조가 인정되지 않는 스웨덴에서 실시된 대표적인 설문조사에서도 의사의 조력을 받은 자의임종suicide이 법률화되면 의사에 대한 신뢰가 전반적으로 위협받기보다 오히려 강화될 것이라고 답한 사람들의 수는 천 명을 넘었다.[9]

위태로운 상황에 처한 사람들이 받을 사회적 압력에 대한 우려, 통증완화제 공급의 악화 및 자의임종에 대한 우려

'사회적 압력'이라는 주장은 아주 신중히 고려해볼 만한 사안이다. 경제우선주의가 계속 강조되는 사회에서 자의임종suicide 보조에 관한 법 규정이 존재한다면 병들고 나이 든 사람들은 실제로 사회적 압박에 시달리게 될 위험이 훨씬 커지기 때문에 사회의 관심이 절실히 필요하다. 이러한 사회적 약자들이 자신들이 아직 살아있다는 사실과 더 살고 싶다는 사실에 죄책감을 느껴야 한다면 이는 상상만으로도 비참한 일이다. 실제로 중병이나 태아의 장애로 임신중절의 기로에 선 경우 사회가 경제적 관점에서 낙태를 강요하는 결정적 증거들이 안타깝게도 존재한다.

위의 상황들은 우리가 매일 경험하는 임종 간호에 속하는 일은 아니다. 환자를 가족으로부터 철저히 보호해야 하는 경우가 불론 있기는 하지만 이는 환자의 생을 끝내달라는 압력이 아닌 오히려 과잉보호인 경우가 대부분이다. 스위스에서 3년 이상 일하면서 한번도 직접 경험한 적은 없지만 완화치료를 받던 환자가 사회적 압박 때문에 자의임종suicide 보조를 선택한 적이 있다는 말을 들은 적은 있다. 고령의 환자들에게 자의임종suicide 보조를 허가할 경우 이러한 위험이 발생할 것으로 예상된다.

그밖에도 임종을 앞둔 환자 연구에서 생존 상태가 향상될 경우 환자의 가치관이 이타적으로 변한다는 결과가 도출됐다.[10] 이러한 이타주의는 가장 먼저 환자의 사회적 환경인 가족에게 향한다. 구체적인 몇몇 사례의 경우 가족에게 부담을 지우고 싶어하지 않는 소망을 비윤리적인 기피 대상으로 치부하기는 어렵다. 이에 대한 개인적 입장은 아래와 같다.

나는 25년 이상을 의사로 임종에 처한 사람들을 보살폈고, 수천 가지 다양한 인생의 마지막 길을 동행하는 특권을 부여받아왔다. 현대 완화치료의학의 발전으로 루게릭이나 치매를 포함한 어떠한 질병의 임종단계에도 큰 어려움 없이 담담하게 대처할 수 있었다. 하지만 몇몇 예외 상황이 있었는데, 그중 하나가 원래 나의 전문분야였던 신경과 질병 중 하나인 악성 뇌종양이었다. 악성 뇌종양은 종양이 뇌의 어느 부위에 자리잡았느냐에 따라 병이 진행되면서 폭발적인 공격성과 같은 심각한 인격장애를 초래하기도 한다. 이러한 감정의 폭발은 대개 가까운 가족이나 친지에게로 향하기 때문에 환자나 가족이 엄청난 고통에 시달리게 된다. 망자가 임종단계에서 보여주는 폭력성 때문에 가족과 친지들은 공포로 점철된 마지막 기억을 갖게 되어 환자의 죽음을 진심으로 애도하지 못하게 되기도 한다. 만약 내가 그런 뇌종양에 걸린다면 나와 내 가족을 위해 무조건 그같은 상황을 적절한 시기에 멈추게 할 것이다.

이 경우에 대한 가장 중요한 반론은 바로 단순한 실제 사실 즉, 촉탁살인과/이나 조력을 받은 자의임종suicide을 허용한 나라에서 이러한 사회적 압박이 발생하거나 강한 증가율을 보이는 징후를 찾아볼 수 없다는 것으로 증명할 수 있다.[11] 예를 들어 스위스의 경우 노인복지는 탁월한 수준이고 오리건 주와 벨기에, 네덜란드의 완화치료 수준은 세계 최고이다.[12] 자의임종율의 증가에 대한 우려에서 우리는 의도적으로 오리건 주를 기준으로 법률안을 제기하는데, 그곳에서 발생한 자의임종suicide 보조 사례는 지난 16년간 매우 경미한 증가율을 보이고 있기 때문이다 (표 6.1).

또한 학술자료를 통해 알 수 있는 사실은 어떠한 규정이 시행되더라도 우리 사회가 고령의 노인을 위한 간호와 완화치료 조치를 계속해서 내버려둘 수는 없을 것이라는 점이다. 스위스에서 2010년부터 시작되어 성공적으로 자리잡은 국가전략 차원의 완화치료 시설은 독일에서도 보급이 시급하다. 그리고 급격히 증가하는 고연령 그룹에 더 나은 간호를 수행하기 위해 노인의학 Geriatrics과 완화치료의학 간 전문지식이 병합되어야 할 때가 왔다. 이런 목적으로 2014년 6월 스위스 로잔 대학병원에서 세계 최초로 노인 대상 완화치료의학 교수직 채용을 공고했다. 앞으로 이 분야의 전문의가 더 많이 배출되기를 희망해본다.

전망

이 법률안은 네덜란드의 기준에 따라 촉탁살인을 법제화(개인적으로 위에 언급한 사유로 인해 반드시 기피해야) 하는 방식과 오스트리아나 이탈리아처럼 모든 형태의 '죽음에 있어서의 도움'을 절대 금지하는 방식의 '중간타협점'을 제시한다. 특히 임종에 있어서의 자율권 즉, 사람마다 각기 다른 소망과 가치관이 있다는 사실을 존중하고 이에 대해 냉철하고 객관적이며 포괄적인 논의가 이루어질 수 있는 기반을 마련하는 데 이 법률안은 기여할 것이다. 마지막 임종단계에서의 자율성을 실제로 막고 있는 것이 무엇인지에 관해서는 2부에서 살펴보도록 하겠다.

Selbst
bestimmt
sterben

2부

스스로 선택하기의 의미

Selbst bestimmt sterben

8

임종에 있어서의 스스로의
선택 혹은 자율이란 무엇인가:
개념 정의

피안의 세계로 순순히 발을 디디지 말아요[1]

딜런 토마스(1914~1953)

피안의 세계로 순순히 발을 디디지 말아요
노인이여, 죽음에 있는 힘껏 소리치고 저항하세요
당신의 눈부신 빛이 사라지는 것에 분노하고 분노하세요

죽음에 다다른 현명한 사람들은 어둠이 옳다는 것을 알지만
그 말이 불씨가 되어 빛을 불사를 수는 없어요
피안의 세계로 순순히 발을 디디지 말아요

선한 사람들, 이미 사그러드는 그 빛이 얼마나 눈부셨는지 울면서

꿈을 꾸죠

녹색의 만에서 춤을 추는 것은 보잘것없는 행위일 뿐이에요

당신의 눈부신 빛이 사라지는 것에 분노하고 분노하세요

거친 사람들, 달아나는 태양을 붙잡아 노래를 불렀었죠

이제는 알지만 너무 늦었죠. 그들만의 방식으로 애통해 해야만 하죠

피안의 세계로 순순히 발을 디디지 말아요

용감한 사람들, 죽음을 앞에 두고 눈이 열리죠

기꺼이 눈을 감아도 빛의 번쩍임을 볼 수 있어요

당신의 눈부신 빛이 사라지는 것에 분노하고 분노하세요

그리고 당신, 나의 아버지, 그 슬픔의 높이에서

분노의 눈물로 나를 저주하고 축복해 주세요.

피안의 세계로 순순히 발을 디디지 말아요

당신의 눈부신 빛이 사라지는 것에 분노하고 분노하세요

모든 죽음은 각기 다르다

위에서 소개된 세계적으로 유명한 딜런 토마스의 시는 그 시대
에 통용되던 죽음을 맞이하는 자세에 맞서는 획기적이면서도 어
찌보면 당연한 내용을 담고 있다. 그러나 이 시가 추상적 인물을
대상으로 하는 것이 아닌 실제로 죽어가는 자신의 아버지를 위

해 썼다는 점이 우리를 혼란에 빠트린다. 내 부모가 사랑하는 가족과 친지들로 둘러싸인 집에서 고통없이 편안하게 죽는 것보다 더 아름답고 격조있는 일은 없다. 그런데 딜런 토마스는 바로 이러한 생각을 과감히 깨트린 것이다. 코앞에 닥친 피할 수 없는 죽음을 마지막 순간까지 거부하고 분노하는 것(기독교적 전통에서는 이를 7대 죄악으로 규정한다)도 인간의 존엄에 속한다고 할 수 있을까? 만일 그렇다 하더라도 이를 인정하는 것은 매우 힘든 일이기 때문에 주저할 수밖에 없다.

완화치료와 호스피스 간호 경험은 모든 사람이 각기 다르게 죽는다는 것을 일깨워준다. 사람들이 다양한 만큼 죽음의 형태도 여러 가지다. 우리는 대체로 사람들이 살아온대로 죽는다는 것을 끊임없이 경험해왔다. 딜런 토마스처럼 전사기질을 타고난 사람은 운명을 순순히 받아들이지 않는 반면 항상 환경에 적응해온 사람들은 생이 끝날 무렵 조용히 이를 수용하고 작별을 준비한다. 간혹 다음 사례처럼 죽음을 앞둔 사람의 살아온 삶과 임종단계의 모습이 처음에는 일치하지 않는 것처럼 보이지만 실제로는 완벽히 동일한 경우도 있다.

A씨(여)는 60세에 유방암에 걸려 종양제거 수술을 받은 후 후속 치료까지 잘 받아 거의 20년 동안 재발없이 잘 지내오고 있었다. 그런데 80세의 나이에 갑자기 암이 재발했고, 간과 폐, 뼈로 전이되었다는 사실을 알게 되었다. A씨에게 더이상의 항암 화학치료는 소용이 없었다. 오히려 치료 후 더 빠

른 전이를 보이자 그녀는 결국 우리 완화치료 병동으로 전실될 수밖에 없었다. A씨는 통증과 호흡곤란에 시달렸다. 통상 이런 징후는 약물로도 충분히 통제가 가능했지만 유독 그녀에게만은 어떠한 치료도 도움이 되지 않는 듯 보였다. A씨는 매일 아침 회진할 때마다 한숨과 불평, 불만을 끝없이 늘어놓았고 우리가 그녀에게 하는 노력이 오히려 상황을 더 심각하게 만드는 것처럼 보였다. 하지만 계속된 치료를 불평하면서도 병동에서의 A씨는 안정감과 편안함을 느끼는 듯했고, 우리는 그녀의 그러한 행동이 한편으로 의아했다. 그러던 중 팀 회의에서 우리는 환자가 젊은 시절 유명한 오페라 가수였다는 사실을 병동의 목사님을 통해 듣게 되었고 그제서야 그녀의 모순적인 행동을 이해할 수 있게 되었다. 그녀의 인생은 그야말로 하나의 커다란 공연이었던 것이다. 그녀는 자신의 마지막을 격조있게 장식하고 싶었고, 우리는 (그녀의 가족 중 아직 살아있는 사람이 없었던 관계로) 어쩔 수 없이 그녀의 관객이 될 수밖에 없었다.

물론 우리가 그녀의 상황을 이해했다고 해서 A씨의 상태가 '긍정적'으로 호전된 것은 아니었다. 그리고 매일 아침 회진 때마다 그녀가 토로하는 불만 상황이 연출된 것임을 알았다고 해서 결코 문제를 가볍게 넘겨버리지도 않았다. 단지 그녀가 비록 죽음을 앞둔 환자일지라도 일생을 프리마돈나로서 살아온 것처럼 마지막 순간까지 주목받고 싶어한다는 것을 알게 됨으로써 그녀의 행동을 받아들이는 것이 훨씬 쉬워진 것이다. 우리가 환자를 대할 때 (존경심을 담은) 미소를 담기 시작하자 그녀도 같은 마음으로 (강한 통증은 비록 계속되었지만) 내면의 미소를 찾기 시작했다. 이러한 무언의 협의는 끝까지 유지되었고, A씨가 사망하기까지 통증이 완전히 완화되지는 못했음에도 그녀는 완화치료팀의 노고와 자신에게 보여준 애정어린 관심에 진심으로 감사하며 눈을 감았다.

A씨의 죽음은 한 인간의 인생 편력과 임종단계에서의 행동을 좌우하는 원초적 인격이 얼마나 동일한지를 보여주는 좋은 사례이다. 객관적으로 A씨가 죽을 때까지 완벽한 통증완화를 느끼지 못해 고통스러웠다고 해서 그녀의 죽음이 '나쁜' 축에 속한다고 자신있게 말할 수 있는 사람은 아무도 없다. 그보다 훨씬 더 중요한 사실은 바로 그 죽음이 온전히 그녀만의 마지막 무대였고 우리는 관객으로서 함께 했다는 점이다.

개념 규정화의 시도

자율의 개념을 정의하고 분류하려는 시도는 서양철학사 전반에 걸쳐 있었다. 소크라테스 이전의 철학자부터 시작해, 에픽테토스 Epiktet(자유란 모든 것을 자신의 의지로 하는 것이다), 지오반니 피코 델라 미란돌라Giovanni Pico della Mirandola(인간은 자신의 본성을 자유롭고 자율적으로 창조하는 존재), 임마누엘 칸트Immanuel Kant(의지의 자율성은 모든 도덕법률의 유일한 원칙이다), 프리드리히 니체Friedrich Nietzsche(의

지의 자유성 이론은 지배계급이 만들어낸 허상이다)를 거쳐 현대 정신
철학자들(일부는 극단적 신경생물학적 결정론에 의거하여 자율성 개념 자
체를 거부한다)에 이르기까지 무궁무진하다.

철학적 토론에서 주로 사용하는 자율성 개념은 그리스어
(autós: 스스로, nómos: 법률)에서 유래한 것으로 말 그대로 '스스로
의 정당성'이라는 의미이다. 이는 '결정권의 자유'라는 의미로 확
대해석된다. 자세히 살펴보면 자율성과 스스로의 선택이라는 용
어 사이에 미묘한 차이점이 있지만 이 책에서는 의식적으로 이
두 가지 개념을 동의어로 사용하겠다.

임종의 자율성 문제에 있어 미국 철학자 브루스 밀러Bruce
Miller가 1981년에 발표한 구분방식은 매우 흥미롭다.[2] 밀러는 연
명조치에서의 결정에 관한 자율성을 다음 네 가지 측면으로 구
분하였다.

- 자유로운 행위로서의 자율성: 외부의 압력을 받지 않고 환자가
  자신의 상황을 정확하게 인지하고 자유로운 의지에 따라 내린
  결정
- 진정성(진실성)으로서의 자율성: 환자의 가치관과 인생계획에 일
  치하는 결정
- 실제적 성찰로서의 자율성: 환자가 각기 다른 행위가능성을 이
  해하고 그중 하나를 결정했음을 충분히 납득시킬 수 있을 경우
- 도덕적 성찰로서의 자율성: 환자가 자기 결정의 근거가 되는 가
  치를 표현해낼 수 있었고 자신의 가치결정으로 인한 결과를 인

정할 경우

　물론 자율성에 관한 이러한 부분적 측면은, 첫번째 경우를 제외하고는, 법적으로 아무 의미가 없다. 자유의사 책임능력이 있는 사람이라면 누구도 자신의 결정이 어떠한 가치에 부합하는지 의사에게 응답할 의무가 없다. 하지만 이러한 관찰방식이 실제로는 도움이 되는데, 이 방식을 통해 의사가 명확한 질문을 함으로써 환자의 결정 배경을 더 잘 이해하게 되고, 환자의 신념과 가치관을 파악함으로써 환자를 하나의 완전한 인격체로 진지하게 마주할 수 있기 때문이다. 이로써 의사-환자 간 관계를 강화하고 대화의 질을 높여 진정으로 자유로운 결정을 내리는 데 좋은 기반을 조성할 수 있게 된다.

　단순히 치료의 결정이라는 협소한 범위를 벗어나 생의 마지막 단계에 임박한 사람에게 자율성이란 "내게 남겨진 시간 동안 가장 중요한 것은 무엇인가?"라는 질문에 대한 답을 의미한다. 대부분의 사람들이 쉽게 대답할 수 없는 질문이지만 만일 누군가에게 이런 질문을 심각하게 받는다면, 지금까지 살아오면서 시간이 없어 하지 못했던, 스스로 중요시하는 가치와 우선권에 대해 확실한 정리가 필요하게 될 것이다. 죽음을 앞둔 환자들이 최대의 내면적 자유를 느끼고 있는 상태에서 이런 성찰이 이루어진다면 답은 매우 다양해질 것이다. 그러나 그 모든 답은 결국 환자 고유의 본성에 따른 그야말로 단어의 실제 의미처럼 '스스로 선택해 결정'한 것이었다.

예를 들어, 유형(9장 참고)·무형의 유산에 대한 결정, 자기 인생 자체와의 화해, 힘든 인간관계의 용서와 화합, 오랫동안 그리워한 사람에게 하는 마지막 연락, 그리고 자신의 장례식과 묘지에 대한 구체적 소망에 이르기까지 그 답은 실로 다양하다. (마지막 답변의 경우, 때에 따라 간호 담당자의 융통성이 시험대에 오르기도 한다. 이슬람교 신자의 장례는 지정 절차에 따라 가능한 한 신속하게 진행해야 하지만, 불교 신자의 경우에는 망자를 72시간 동안은 가능한 한 건드리지 않는 것이 중요하다. 그러나 이는 대개의 서양국가에서 적용되는 장례 관련 법률에 저촉되는 내용이다. 그럼에도 뜻이 있는 곳에는 길이 있다.)

그밖에도 위에서 언급한 질문 "죽음을 코앞에 둔 내게 아직도 가장 중요한 것은 무엇인가?"를 통해 완화치료의학의 주요 과제가 규정된다. 시슬리 손더스가 말한 바와 같이 완화치료 간호의 본질은 (육체적·정신적·영적 고통과 같은) 장애를 제거해 공간을 확보하는 것이다. 그렇다면 무엇을 위한 공간인가? 그것은 바로 남은 생이 얼마인가와는 전혀 상관없이 모든 개인에게 내재된 잠재적 가능성을 펼치기 위한 공간을 의미하며, 이는 곧 자율성의 실현을 우회적으로 표현한 것이다.

법률적 의미

"병자의 의지가 곧 최고의 법이다Voluntas aegroti suprema lex"-법언法言

독일의 법구조는 원칙적으로 결정능력이 있는 자주적 인간상을 전제로 한다. 성년이 내린 결정은 반대사실을 입증하는 증거가 제출될 때까지는 일단 결정능력이 있는 것으로 추정한다.[3] 의료조치에 관한 결정능력(이른바 '동의능력')을 누군가로부터 박탈하기 위한 장벽은 상대적으로 높은 편이다. 경미한 치매나 정신질환 정도로는 박탈이 불가능하고, 치료가 요구되는 우울증을 앓고 있다 하더라도 자유의지 조성이 불가능하다고 간주하지는 않는다. 법률가들의 말처럼 "경우에 따라 다르다." 이때 중요한 점은 당사자가 자기 의지를 자유로이 조성하고 확실히 표현할 수 있는 상황인가에만 법률가들이 중점을 둔다는 사실이다. 이러한 의지에 기반을 둔 가치관은 그로 인해 발생한 행동이 현재 유효한 법률에 반하지 않는 한 다원론적 민주주의 국가에서 아무런 저촉을 받지 않는다.

실제에서는 개개의 경우 동의능력의 부재, 즉 환자가 의료조치에 관한 결정능력이 없다는 것은 증명할 의무가 있으나 이러한 능력이 존재할 시에는 별도로 증명을 요구하지 않는다는 것을 의미한다. 마찬가지로 서명 날인된 환자의 사전의료의향서에 대한 진실성 여부는, 일단 진실이 아님을 증명할 만한 구체적 사실이 제시되지 않는 한 위와 동일하게 간주한다. 법률체계는 단순화된 흑백논리로 결정되는 속성이 있다는 것을 항상 명심해야 한다. 사람은 성년인 자와 성년이 아닌 자로만 구분된다. 동의능력도 마찬가지다. 실제 동의능력의 존재유무와는 상관없이 복합적인 현실에서 환자에 대한 의료조치 관련 결정이 내려지기 위해 반드시 필요하므로 현실에서는 오로지 동의능력 소지자와 그 부재자만이 존재한다.

법률적 관점에서 동의능력 부재자 자신이 아직 위임자를 임명하지 않았을 경우 그를 보호하기 위해 후견인을 세운다(10장 참고). 환자의 사전의료의향서가 존재하지 않는 경우 후견인과 의사는 환자의 추정가능한 의지를 함께 밝혀낼 임무가 있다(독일연방민법 §1901a조 제2항, §1901b조). 이때 환자의 최근 발언과 행동양식은 중요한 역할을 한다. 사람은 자신의 본질적 자율성 및 존엄성을 어떤 순간에도 잃지 않는다. 다만 각기 다른 형태로 실현할 뿐이다. 따라서 법률적 관점에서도 환자의 자율성 실현을 항상 최우선 순위에 두어야만 한다.

의사에게 있어서 자율성의 의미: 대화를 통한 자율성의 발현

"병자의 건강이 곧 최고의 법이다Salus aegroti suprema lex"-의사들의 오래된 금언金言

의사의 모든 행위는 오직 환자의 건강을 회복시키는 것을 목표로 해야 한다는 것은 수백 년간 의사들에게 대대로 내려온 금언이다. 히포크라테스의 선서에도 "나의 능력과 판단을 근거로 환자의 유익을 위해 의사로서의 처방을 내린다"라고 적혀 있고 환자의 의지에 대해서는 아무런 언급이 없다. 즉, 환자에게 무엇이 좋고 나쁜지는 오직 의사가 결정한다는 뜻이다. 이러한 입장은 이제 시대에 맞지 않음에도 아직까지 영향력을 행사하고 있다.

다른 한편으로는 "의사의 자율성은 대체 어떻게 되는 것인 가?" "의사에게도 자율성이 존재하는가?"라는 문제가 제기된다. 전술한 법언 "병자의 의지가 곧 최고의 법이다"를 그대로 수용하 자면 의사는 결국 환자의 의지를 충족시키는 조력자일 뿐이다. 이러한 극단적 사고는 마치 20세기 의사 후견주의의 현대판이라 일컬을 수 있을 정도로 현실과 동떨어져 있다. 지난 수년간의 연 구논문을 통해 의사-환자 간 소통의 핵심은 환자의 자율성을 실 제화하는 것이라는 사실이 계속 밝혀지고 있다. 의사의 견해가 환자의 결정에 미치는 영향이 이루 말할 수 없을 정도로 크다는 점은 물론 사실이다(11장 참고). 그러나 환자와 가족이 비관적인 상황에 처했을 때 의사가 곁을 지켜주고 모든 상황을 이해해준 다는 느낌을 받는 것 또한 가장 중요한 사실이므로 의사는 이를 위해 많은 시간과 감정을 투자해야 한다. 좋은 의사의 주요 자질 중 하나로 적극적 경청傾聽 능력이 점차 인정받는 추세이다. 개인 적으로 확신컨대 미래의학은 (환자에게) 귀기울여 들어주는 의학 으로서만이 그 존재가치를 인정받게 될 것이다.[4]

환자에게 있어서 자율성의 의미

"내 죽음은 내것이다."

우도 라이터Udo Reiter, 70세, 중부독일방송국MDR 전임국장[5]

"내 죽음은 내게 속한 것이다."

아스트리드 I Astrid I, 24세, 거식증 환자

"내 삶은 내게 속한 것이다."

필립 라암Philipp Lahm, 30세, 축구 전세계 챔피언[6]

위 세 가지 사고방식은 임종에 있어서의 자율성에 관한 전형적인 시각이라 할 수 있다. 첫번째 시각은 죽음의 방식에 주안점을 둔다. 이때 자율성은 필요하다면 외부 도움을 받아서라도 임종 시기를 스스로 결정할 수 있는 권리로 축소된다. 이 문제를 가장 중요하게 생각하는 사람도 있기는 하지만 이미 앞서 살펴본 바와 같이 극히 소수에 불과하다.

두번째 시각은 질병 상황에 따라 그 기간의 연장이 가능한, 즉 투병의 마지막 과정으로 죽음을 받아들이고 있다. 여기서는 죽어가는 상황이 자신의 예상과 부합해야 한다는 점이 매우 중요하다. 이에 관한 놀라울 정도로 유사한 두 개의 사례가 수천 킬로미터 떨어진 두 나라에서 발생한 적이 있다.

> 60세의 여환자 R씨는 수년간 심각한 당뇨병Diabetes을 앓고 있었다. 병세는 계속 악화되어 다리에 혈액공급이 원활히 이루어지지 않는 심각한 문제가 발생하였고, 피부가 찢긴 상처에 염증이 생겨 낫지를 않았다. 염증이 피부 아래 근육조직에까지 퍼져 고열이 발생하자 R씨는 응급실로 이송되었다. 응급실에서 R씨의 정신은 매우 온전했다. 의사는 무릎 아래를 즉시 절단하지 않으면 패혈증으로 사망할 확률이 높다고 설명했으나 R씨는 수술에 동의하지 않았다. 의사들은 수차례에

걸쳐 절망적인 상황에 대해 다시 설명했지만 소용이 없었다. "선생님 하고 싶은 대로 하세요. 단 제 다리는 계속 그 자리에 붙어 있을 겁니다." 그녀는 생각을 바꾸지 않았고, 이틀 후 예상대로 패혈증으로 사망했다.

63세의 여환자 V씨는 악성 혈액암에 걸렸는데 확진 당시 종양이 이미 간과 폐에 전이된 상태였다. V씨는 필요한 긴급수술에는 동의했지만 생명연장에 도움이 될 항암 화학치료는 긴 금발머리를 절대 포기할 수 없다는 이유로 거부했다. 대신 병세가 계속 악화되자 완화치료 병동으로 전실을 요청하였고 몇 주 후 풍성한 머리카락과 함께 평화로운 죽음을 맞이하였다. 죽기 직전 그녀가 치료팀에게 남긴 말은 자신은 올바른 선택을 했다고 확신한다는 것이었다.

외부에서 볼 때 조금 비이성적으로 보일 수도 있는 결정이 완화치료의학에서는 환자의 인생사를 들여다봄으로써 설명이 되는 경우가 허다하다. 위 두 사례도 마찬가지이다. R씨는 평생을 신발가게에서 판매원으로 일했고, V씨는 젊어서 미용사로 시작해 5개의 헤어·뷰티숍을 소유한 지역 '뷰티퀸'이었다. 두 여성 모두에게 치료 때문에 자아와 신체가 훼손되는 것은 절대 인정할 수 없는 일이었다. 따라서 그들의 결정은 그녀들의 입장에서 당연한 것이었다.

세번째 시각은 삶, 그것도 축구선수로서의 삶보다는 죽음을 앞둔 사람의 삶을 전면에 내세우고 있다. 앞서 언급한 스토이학

파 철학자 에픽테토스가 말하기를 "죽음을 매일 눈앞에 두어라. 그것이 그대를 편협한 생각과 끝없는 탐욕에서 지켜줄 것이다." 시편 90편에서도 "주여, 우리가 죽어야만 한다는 것을 깨닫게 우리를 가르치사 지혜롭게 하소서"라고 쓰여 있다. 불자에게 죽음의 순간이란 오로지 죽음에 있어서의 마음가짐과 살아온 인생이 두 가지에 관한 것이다. 티벳불교의 대스승이자 시인인 밀라레파Milarepa, ca. 1052~1135는 "내게 있어 종교는 임종침상에서 부끄러워하지 않기 위함이다"라고 말했다.

모든 완화치료진과 호스피스 담당자는 죽음을 앞둔 사람과의 지속적인 교류를 통해 삶을 배운다. 그것은 정말 엄청난 선물이다. 이를 통해 죽음을 생각하는 것이 결코 불편하지만은 않은, 오히려 삶의 동반자적 위치에 속한다는 것을 깨닫게 되기 때문이다. 자신의 삶에 대해 성찰하는 환자 중에 삶의 우선순위를 다른 곳에 두었더라면 하고 후회하는 사람이 적지 않다. (하지만 좀더 열심히 일했어야 한다고 후회하는 환자는 아직 본 적이 없다.) 죽음을 앞둔 환자들이 가장 많이 바꾸고 싶어하는 것은 사랑하는 사람들과 충분히 좋은 관계로 시간을 갖고 성실하게 살지 못한 과거이다.

이러한 경험에서 실제적 조력자의 자세가 나온다. 삶에서 힘든 결정의 순간이 닥칠 때 '만일 내가 임종을 앞두고 지금의 상황을 되돌아보는 것이라면' 하고 상상해보는 것이 도움이 될 수 있다. 이러한 허구의 회상을 통해 '과연 어떻게 결정하고 싶을까'에 초점을 둔 시각은 (임종침상에서의 문제deathbed issues라는 최신용어로 표현되는) 현재 더 중요한 상황과 그보다는 덜 중요한 상황을 구분하는 데 도움을 준다. 우리가 죽는다는 것은 인생에서 그 어떤 변수도 작용하지 않는 유일무이한 절대적 사실이다. 따라서 가끔은 이렇게 유일무이한 관점에서 인생을 관조하는 것이 의미도 있고 또한 도움이 될 수도 있을 것이다.

맺음말

이번 장에서 자율성 개념을 학문적 관점에서 살펴본 것은 의도한 바는 아니다. 그러기에는 저자의 역량이 부족하다. 특히 다른 문화권에서는 부분적으로 완전히 달리 평가되는 '자기'와 '결정'이라는 두 단어 자체의 심오한 의미에 대해 철학적·신학적 관점에서는 할 말이 무척이나 많을 것이다. (예를 들어 불교는 실제로 존재하는 '나'라는 개념을 거부하고, 이를 깨달음에 이르는 가장 큰 장해요인으로 간주하고 있어 개인주의적인 유일신 종교와는 확실한 대립을 보인다.) 하지만 이에 관해서는 이 문제를 진정으로 이해하는 사람들이 해결하도록 넘어가도록 하겠다.[7]

이번 장은 각기 다른 관점과 경험을 제시함으로써 임종과 관련된 자율성 개념이 얼마나 다양한지 보여주고자 했다. 임종에 다다른 수많은 사람들과 만나 그들의 이야기를 들으면서 확실히 배운 한 가지 사실은, 사람들이 개인적으로 '좋은 죽음'과 결부시키는 것이 무엇이든간에 결국 그것은 '좋은 삶'에 속하는 내용이라는 것이다. 지난 수천년간 철학자와 영적 지도자들이 되풀이하는 "죽음을 준비한다는 것이 삶을 준비하는 가장 좋은 방법이며 반대로 삶을 준비한다는 것이 죽음을 준비하는 가장 좋은 방법이다"라는 말은 위 사실을 입증해준다.

9

나만을 위한 죽음은 없다:
사회심리학적·문화적·영적 측면에서의 자율

해결 방책

30세 남성 N씨는 소말리아에서 온 이민자로, 본인은 물론 가족 모두가 이슬람교 신자였다. N씨는 3년 전 폐암이 발병했으며 이제는 병이 상당히 진행된 상태였다. 결혼을 일찍 해서 두 살짜리 딸이 하나 있었고 둘째가 곧 태어날 예정이었지만 암세포는 이미 온몸에 퍼져 있었다. 의사들은 환자가 아직 젊은 나이인 만큼 새로 나온 화학치료(받아들인다면 4번째 환자였다)를 권했고, 가부장적 구도가 확실한 환자의 가족은 그에게 무조건 치료를 받아야 한다고 강요하면서 모든 것은 알라 신께서 결정해주실 것이라고 말했다.

하지만 안타깝게도 치료 도중 환자에게 심각한 부작용이 발생했고, 특히 구토감이 멈추질 않아 어떤 완화제도 소용이 없었다. 완화치료의와의 개인적인 상담(대부분 그의 수많은 가족구성원들과 함께 상담했기 때문에 아주 드문 경우였다)을 통해 N씨는 더이상 치료를 받고 싶지 않지만 가족에게 자신의 결정을 관철시킬 여력이 없음을 밝혔다.

치료에 따른 고통이 계속되자 N씨는 의사와 가족 친지들에게 전혀 생각하지 못한 방식으로 자신의 의지를 표현했다. 참기 힘든 구토감을 이유로 식음료 일체를 거부하기 시작한 것이다. 가족이 정성을 다해 맛있는 음식을 준비해왔지만 먹을 수도 없었고 먹고 싶어하지도 않았다. 이에 N씨의 가족은 이맘Imam을 모시고 회의를 했고, 이슬람 신학적 관점에서 N씨가 차라리 질병으로 사망하는 것이 더 낫다는 결론을 내렸다. 이슬람교에서는 식음을 포기해 사망하는 것을 자의임종suicide과 동일시하기 때문이다.

N씨의 항암 화학치료는 중단되었고, 구토감도 저하되어 다시 음식을 섭취할 수 있게 되자 그의 상태는 전보다 훨씬 좋아졌다. 의사는 N씨가 화학치료를 받지 않는다면 2~3주 밖에 살 수 없다고 예상했지만, 실제로 그는 3개월 이상 만족할 만한 삶을 살 수 있었다. N씨는 아들이 태어나고 한 달 뒤 집에서 평안하게 눈을 감았다.

위 사례는 임종에 있어서 단 한 가지 사안을 결정하는 데 얼마나 많은 요인이 영향을 미치는지를 감동적으로 보여준다. N씨가 치료를 결정하는 데 영향을 끼친 요소를 대강이나마 열거하자면 아래와 같다.

- 살고자 하는 희망
- 둘째 아이가 태어나는 것을 보고싶다는 소망
- 치료에 대한 의사의 진지한 권유
- 가족으로부터의 사회적 강압
- 모든 치료 가능성을 받아들여야만 한다는 종교적 압박
- 고유의 신앙관과 피안의 세계에 대한 생각
- (특히 가족의 입장에서) 혹시 모를 기적을 기대하는 마음
- 치료를 통한 호전을 기대하는 마음
- 고유의 문화적 측면에 기인한 가족의 가부장적 결정구조
- 질병의 극심한 고통
- 치료 부작용
- 전반적으로 열악한 신체 상태
- 더이상 고통받고 싶지 않은 소망
- 집에 돌아가고 싶다는 소망

위 요인들을 보면 쉽게 알 수 있듯이 신체적·심리적·사회문화적 그리고 영적 분야까지 망라되어 있는데, 세계보건기구 규정에 따르면 바로 이런 분야를 완화치료의학이 담당해야 한다.[1] 임종단계에서의 자율성에 관해 말하자면 소위 '자유의지'는 경중의 차이는 있지만 확실히 다수의 요인들에 영향을 받는다는 점을

간과해서는 안된다. 이 과정에서 모든 관련자는 일반적으로 환자에게 가장 좋은 방식을 선택하도록 돕고 싶어하지만 오히려 그 때문에 개별적으로는 '좋은 결정'이었음에도 그들의 예상과 다르거나 혹은 정반대로 대치될 경우 이를 용납하지 못하는 상황이 발생할 수도 있다.

위 사례는 또한 문화적 차이를 존중하는 것이 얼마나 중요한지를 보여준다. 질병과 고통에 반응하고 대처하는 방식은 문화마다 다르다. 이 경우 젊은 환자는 가족에게 자신의 결정능력을 행사할 수 있는 권리를 거의 인정받지 못하는데, 이는 서양의 자율성 사고에 위배되기 때문이다. 그러나 환자가 음식 섭취를 포기하면서 생존 위기에 처하자 가족은 이슬람 영적 지도자의 도움을 받아 태도를 바꾸는데, 이는 환자에게 치료중단의 소망을 실현시켜줄 뿐만 아니라 그가 자신의 문화, 신앙, 가족, 심지어는 집으로 돌아갈 수 있게까지 만들었다. 따라서 환자 상태가 호전되고 의사가 예상한 것보다 훨씬 오랫동안 평안하게 생존할 수 있었던 것은 어찌보면 당연한 결과이다.

가족이 더 중요하다

이 사례는 91세의 노부인에 관한 이야기이다. 갸름한 얼굴에 (본인 주장에 따르자면 절대로 염색한 게 아니라는) 숱 많은 검은 머리카락을 가진 그녀는 입 주위에 깊게 패인 주름 때문에 미소가 슬퍼보이는 사람이었다. 난소암 말기로 온몸에 암세포가 전이된 상태였고, 그녀에게 남은 시간은 겨우 며칠 혹은 몇 주일뿐이었다. 우리가 상담에 참여했을 때 맨 먼저 눈에 띈 것은 그녀의 왼쪽 팔꿈치 아래에 새겨진 여러 개의 숫자가 적힌 문신이었다. K 부인은 유대인으로, 가족 중 유일한 아우슈비츠 생존자였다. 전쟁이 끝나고 이스라엘로 이주했다가 나중에 다시 독일로 돌아왔으며, 증오심을 표출하지는 않았지만 자신의 삶에 대해 이야기하는 것은 정중하면서도 단호히 거부하였다.

그녀의 임상서류를 살펴보던 중 우리는 K 부인이 살 날이 얼마 남지 않은데다 전반적으로 상태가 극히 좋지 않음에도 강한 항암 화학치료를 받을 예정이라는 사실에 놀랐다. 그뿐만 아니라 상태가 급격히 나빠지면 소생조치를 실시해달라는 지시까지 명확히 적혀 있었다. 그녀의 상태로 볼 때 소생술은 전혀 가망이 없는 무모한 시도였다. 대개의 사람들은 그런 상황에서 조용히 죽음을 선택한다. 병동 전담의들은 우리에게 환자의 아들이 모든 결정을 내리고 있으니 그와 대화하기를 요청하였다. 이스라엘에서 태어나 그곳에서 살고 있는 K 부인의 아들은 정통파 유대교도로, 그가 믿는 종교에서는 생명을 연장하는 데 필요한 모든 의료적 가능성을 빠짐없이 활용하도록 해야 했다. K 부인의 아들은 어머니도 당연히 동의할 것이라고 정중하게 설명했지만 타협의 여지는 전혀 보이지 않았기에 더이상의 논의는 무의미했다.

다음 날 우리는 환자와 단독으로 상담을 할 수 있었다. 그녀는 웃으며 "곧 죽을 거라는 건 저도 알아요. 이 모든 치료가 도움은커녕 부작용만 생긴다는 사실도 알고 있답니다. 하지만 내가 죽고 난 후 혹시라도 생명을 연장할 수 있는 모든 시도를 다 해보지 않았다는 생각을 아들이 하게 되면 엄청 자책할 거예요. 그러니 신의 이름으로 모든 일이 이루어지도록 해야죠." 그로부터 며칠 후, K 부인은 예상대로 소생술을 실시하던 중 사망했다.

뮌헨의 심리치료사 마틴 펙Martin Fegg은 임종을 앞둔 사람의 가치 개념에 관한 연구에서 전혀 예상하지 못한 관찰결과를 보여주는데, 바로 죽음을 목전에 둔 사람이 타인의 중요성을 깨닫게 된다는 것이었다. 조사된 모든 환자들이 질병이나 성별, 종교와 상관없이 이기적 가치보다는 이타적 가치를 훨씬 중시했는데 이는 건강한 일반인들과는 완전히 다른 결과였다.[2] 이러한 가치 설정의 이동은 생존 상태를 개선해주는 '보상효과'를 안겨다주었다. 이타주의의 첫번째 대상은 환자 가족과 친구였는데, 많은 사람들이 자신의 죽음보다 죽고 난 후 사랑하는 사람들이 어떻게 될지를 더 중요하게 생각했다. K 부인은 불필요한 고통을 겪고 있고 앞으로도 그 고통이 계속될 것임을 알고 있었지만, 나중에 아들이 스스로를 자책하며 고통받느니 차라리 자신이 감수하겠다는 각오로 만족한 것이다.

이러한 사례는 실로 무궁무진하다. 그리고 이러한 사례는 우리가 완화치료의학으로 가족을 보살피고 지원하는 데 많은 시간과 에너지를 투자할 수 있도록 힘을 북돋아준다. 전문적인 완화치료 응급팀의 경우 환자보다 오히려 가족과 평균적으로 더 많은 시간을 보낸다.[3] 이러한 작업에 의료보험에서 지불하는 비용은 터무니없이 적지만 그럼에도 절대로 소홀히 할 수 없는 대단히 중요한 일이다. 이는 완화치료의학의 간호 임무에 가족도 환자와 마찬가지로 포함되기 때문이고 앞서 말한 우선 가치의 이동으로 가족의 심리적 안정이 환자의 생존 상태에 직접적으로 영향을 미치기 때문이다. 따라서 임종에 있어서 자율성에는 환자가 자신을 중요시하지 않는 것도 포함된다.

양면성: 최대 장해 요소

69세의 G 부인은 2년전에 근육위측성측삭경화증(루게릭병, 2장 참고)이 발병하였다. G 부인의 결혼생활은 그리 좋은 상황은 아니어서 발병 전에 이미 남편의 바람으로 이혼 직전에 놓여 있었다. 하지만 그녀의 남편은 병명이 확진된 후 아내 곁에 남아 있어야 한다는 의무감에 사로잡혔고 그 때문에 매우 불행할 수밖에 없었다. G 부인도 이런 상황이 불만족스럽기는 마찬가지였지만, 간병인과 같은 타인의 도움을 받고 싶지는 않았다. 그녀는 오로지 남편만이 자신을 간호할 수 있다고 고집했다. G 부인의 남편은 하는 수 없이 아내의 간호를 맡았지만, 원해서 하는 일이 아닌데다 아내의 비난을 끊임없이 들어야 하는 상황 때문에 괴로워했다. 의료팀이 응급처치를 위해 G 부인의 집을 방문하면 항상 부부싸움이 있었고, 점차 우울과 은둔에 빠지는 부인과 반대로 점점 공격적으로 변하는 남편 때문에 치료팀의 일원인 사회복지사가 끊임없이 이에 대한 우려를 표출했다. 남편의 공격성이 부인에게 향할 위험이 점차 커지자 사회복지사는 부부와 상담 약속을 정했고, 이때 G 부인은 자신을 제발 요양원에 들여보내달라고 요청했다.

부인이 요양원에 입소한 후 부부관계는 급격한 변화를 보였다. 서로에게 훨씬 더 친절해졌고 G 부인의 남편은 매일 아내를 방문하면서도 개인 시간을 가질 수 있게 되자 인생의 동반자로서의 역할을 훨씬 더 잘해내게 되었다. G 부인은 요양원에서 행복을 찾았고 일 년 이상을 만족스럽게 지내다가 수면 중에 평안하게 죽음을 맞이하였다.

위 사례는 진정한 자율성의 실현을 가로막는 특성을 보여주고 있는데, 그것은 바로 양면성이다. G 부인은 본래 계속 집에만 있고 싶었지만 그것은 누가봐도 부담스러운 일이었다. 남편을 향한 강한 공격심리를 억누르고 있으면서도 다른 사람의 간호는 거부했다. G 부인 남편의 입장도 다를 바 없었다. 아내와의 관계가 부담스러웠지만 죄의식과 사회적 압력(아내를 돌보는 것은 남편의 의무이기 때문에 당연히 받아들여야만 하고 잘해낼 것이라는) 때문에 스스로 그 상황에서 벗어날 수가 없었다. 그러나 경륜있는 완화치료팀의 사회복지사가 상담을 주도하면서 돌파구를 찾을 수 있었다.

위에서 보다시피 집에서 죽는 것이 꼭 정답은 아니다. 어떤 이들에게는 좋을 수 있지만 다른 이들에게는 그렇지 않을 수도 있다. 즉 상황에 따라 다른 문제이다. 간호하는 사람의 임무는 임종을 앞둔 환자와 가족, 친지의 죄의식을 직접적으로 언급하고 다른 가능성을 통해 완화시켜주는 것이다. 환자가 죽고 난 후 "이렇게 힘들 줄 알았으면 절대 집에서 돌본다고 하지 않았을 거에요"라고 말하는 가족도 가끔 있다. 이런 상황에서, 환자는 물론 가족에게도, 자율성을 챙길 만한 여유가 없다는 것은 제3자 입장에서 쉽게 이해할 수 있다. 따라서 누군가 이런 상황에 빠져 있다면 사라져버린 여유 공간을 되찾기 위해 전문적인 도움이 시급히 필요하다.

발자취를 남기고 싶은 소망

(저자의 자전적 사례) 어렸을 때 나는 할아버지의 이야기를 아주 좋아했다. 나의 할아버지 도메니코는 어릴 적 샌프란시스코 지진으로 가족(아빠, 엄마, 남동생)이 먹고 살 거리를 찾아 캘리포니아로 이주하면서 혼자 이탈리아 고향 친척집에 맡겨졌다. 그때가 1906년이었으니, 1899년에 태어나 이제 겨우 7살이 된 어린 도메니코는 엄마와 헤어져야 한다는 슬픔에 한없이 젖어 있었다. 그때 누군가가 새로 설치된 전신주가 미국에까지 이야기를 전달해줄 수 있다는 말을 전해주었고, 그

날부터 도메니코는 매일밤 전신주에 올라가 전선에 대고 미국에 있는 엄마에게 속삭였다.

할아버지의 인생에 관한 이러저러한 이야기, 가난한 소년이 1차세계대전에 참전했다가 살아돌아와 열심히 일하면서 장학금을 받아 법학 공부를 마치고 결국 이탈리아경영자단체연합 의장까지 오르게 된 과정은 너무나 흥미진진했다. 나는 손자들을 위해서 그 이야기를 글로 남겨달라고 부탁드렸지만, 할아버지는 아이디어는 마음에 들지만 이제 너무 늙었고 평생 자신이 하는 얘기를 남에게 쓰도록만 했지 스스로 기록한 적은 없다며 사양하셨다. 그런 문제라면 아주 쉽게 해결이 가능했다. 우리는 할아버지께 구술용 녹음기를 선물했고, 할아버지는 자신의 추억을 그 녹음기에 남기기 시작했다. 얼마 후 할아버지는 우리에게 자신의 인생 이야기를 들려줄 수 있어서 얼마나 다행이었는지 모른다는 말도 남기지 못한 채 84세의 나이로 운명하셨다. 나와 형제, 자매들은 녹음된 내용을 타이핑해 책으로 만들었고, 아버지의 70세 생신날 깜짝 선물로 그 책을 선물했다. 그날 나는 태어나서 처음으로 아버지가 우는 모습을 보았다.

이런 일이 있은 지 20년이 지난 후 캐나다 정신과 의사 하비 초치노프Harvey Chocinov는 스스로 "존엄치료Dignity Therapy"라 명명한 방식에 대한 첫번째 논문을 발표했다.[4] '존엄을 지키는 죽음'이라는 개념에 관한 연구에서 그는 죽음을 앞둔 많은 사람들이 자신을 기억할 만한 구체적인 무언가를 남기고 싶어한다고 밝히고 있다. 이러한 관찰을 통해 초치노프 박사는 새로운 치료방식을 발전시켰는데, 중환자들이 전문교육을 받은 상담자에게 자기 인생에 대해 이야기하도록 한 것이다. 예를 들어 "당신 인생에서 가장 자부심을 느끼는 점은 무엇인가요? 인생에서 배운 것 중 다른 사람들에게 꼭 알려주고 싶은 것이 있나요? 당신 아이들이나 아내, 남편, 친지들에게 꼭 해주고 싶은 말이 있나요?" 등과 같은 질문을 통해 이야기를 풀어간다. 환자의 이야기는 녹음되어 활자화되고, 필요한 경우 전문가가 편집해 환자에게 돌려주어 직접 교정을 본다. 이때 환자는 자서전을 언제 누구에게 줄지 스스로 결정하게 된다.

이러한 치료방식을 받아들인 환자는 생존 상태가 개선되고 영적 만족감을 느끼는 결과를 보였다.[5] '영적 만족'이라는 표현이 놀라울 수도 있겠지만 임종단계에서 실제적 행복감과 영적 행복감은 인생의 의미에 관한 문제와 깊이 연관되어 있음은 이미 알려진 사실이다. 자신과 자기 인생사를 후세에 알릴 수 있는 기회가 있다는 것은 많은 사람들에게 분명 큰 의미가 있을 것이다.

그렇다면 이는 자율성의 문제와 어떤 관련이 있을까? 임종단계의 많은 사람들에게 후세, 특히 가족에게 자신이 무엇을 남겨야 할 것인지는 중요한 문제이다. (가족의 생활이 경제적으로 안정적이라면) 물질적인 것보다는 죽은 사람에 대한 좋은 추억을 남기는 것이 더 중요하기 때문에 존엄치료를 통한 전문상담사의 개입은 큰 도움을 준다. 자신의 인생을 뒤돌아보는 작업을 통해 자신에게 가장 중요한 것이 무엇인지 남길 수 있기 때문이다.

고통을 극복하는 신앙

F씨가 췌장암에 걸렸을 때 그의 나이는 40세 초반이었다. 질병 자체가 치료전망이 매우 부정적인데다 확진 당시 그의 암은 이미 말기 상태였다. 췌장은 장기가 자리한 위치상 배 윗부분의 통증이 극심한데다 치료가 상당히 어려운 경향이 있다. 그 때문에 F씨는 신경을 차단해 고통을 줄이는 경미한 수술에 동의하였다. 특이한 점은 수술은 기꺼이 받아들였던 그가 진통제는 의식이 혼미해질 수 있다는 이유로 강력하게 거부했다는 점이다. 환자의 거부로 모르핀이나 기타 유사약품(오피오이드)을 사용한 치료가 불가능해지면서 통증치료는 극히 제한적이었다. F씨는 시험삼아 한번만 사용해보자는 권유도 절대 받아들이지 않았다. (오피오이드는 적정량을 사용하면 마약적 진정효과 없이 거의 모든 통증을 효과적으로 완화시킬 수 있다.) 수면제나 진정제 투여도 물론 불가능했다.

F씨가 이런 치료를 거부한 이유는 낯설지만 이해할 수 있었다. 수년간 불교 신자로 산 그에게 죽음의 순간 선명한 정신상태를 유지하는 것은 매우 중요한 일이었기 때문이다.[6] 그 때문에 그는 극심한 통증도 놀랄 만큼 초연하게 감내할 수 있었다. 그는 자신을 돌봐준 완화치료팀에게 지나칠 정도로 감사하며 '통증치료에 관한 고집'을 이해해주기를 끊임없이

부탁했다. 죽음은 그에게 아무런 위협이 되지 않는 듯 보였다. F씨는 대부분의 시간을 명상으로 보내다가 극렬한 통증에도 불구하고 매우 평안하게 죽음을 맞이했다. 마지막 순간까지 그의 의식은 선명한 상태였다.

환자가 도움을 거부할 때, 특히 그 방식이 환자의 고통을 효과적으로 완화시켜줄 가능성이 클 경우, 의사와 간호인들은 좌절감을 느낀다. 이런 순간에 환자의 자율성을 존중해주기는 정말 힘들다. 하지만 F씨는 팀원들이 느낄 패배의식을 상쇄시켜주기 위해 자신을 돌봐준 데 대해 진심으로 감사했고 굳이 그럴 필요가 없음에도 수차례 사과하며 할 수 있는 최선을 다했다. 그는 공감능력이 탁월해서 팀원들의 감정을 함께 느끼고 간호를 위한 그들의 열망 또한 함께 느꼈다. F씨는 특별한 형식의 자율성에 관한 사례에 속하는 환자였을 뿐만 아니라 우리에게 중요한 교훈을 준 스승이었다.

소통없이 자율은 없다

이제 겨우 서른 중반인 J씨는 1년 전 완전히 진행된 후천성면역결핍증AIDS에 걸리고 말았다. 치료를 위한 어떠한 조치도 소용이 없었고, 결국 J씨는 상태가 현저히 악화되어 완화치료 병동에 입원 조치되었다. 그의 동성 반려자는 눈물겨울 정도로 정성껏 J씨를 돌보았다. J씨는 죽음을 두려워하지 않았다.

하지만 문제는 전혀 다른 곳에 있었다. 다소 주저하던 J씨는 결국 완화치료팀에 자신의 고민을 털어놓았다. 시골에 살고 있는 가족이 자신이 동성애자임을 알지 못하며, 자신의 동성 반려자와 에이즈에 대해서도 전혀 모른다는 사실이었다. J씨는 병원에 오게 될 가족과 친척들에게 이 사실에 대해 절대 함구해달라고 부탁했지만, 결국 오래지 않아 모든 사실이 밝혀지고 말았다. 아무것도 몰랐던 J씨의 가족은 그야말로 패닉 상태에 빠졌다.

J씨의 부모는 아들에게 사준 집이 혹시 동성 반려자에게 상속되지나 않을까 전전긍긍했다. 묘지에 관해서도 언쟁이 이어졌다. 이미 시립 묘지를 골라놓은 J씨였지만, 가족들은 무조건 시골 가족묘지에서 아무도 모르게 조용히 장례를 치러야 한다고 주장했다. 하지만 J씨는 이미 자신의 결정을 법적으로 공증받아 반려자에게 증여한 상태였다. 그는 자신의 반려자와 가족이 화해하기를 진심으로 소망했다. J씨가 죽기 전 처음으로 서로간에 대화가 이루어졌고 양쪽은 조금씩 가까워질 수 있었다. 묘지의 문제는 J씨의 뜻에 따르기로 했고 그가 사망한 후에도 외적으로 드러난 충돌은 없었다. 그러나 양쪽 모두 마음에 깊은 상처가 남게 되었다.

언뜻 보면 환자의 성정체성과 유산상속, 심지어 묘지 결정 문제까지 관여하는 가족의 '구시대적' 태도를 비난할 수도 있다. 하지만 그건 너무 일방적인 생각이다. 성공한 소통이든 성공하지 못한 소통이든 문제는 쌍방에 모두 존재한다. J씨는 가족과 친지들의 보수적 태도를 알고 있었고 그 때문에 에이즈 발병 후에도 자신의 병과 삶에 관한 진실을 숨겨왔다. 이로써 서로 논쟁하고 화해할 시기를 놓쳐버렸고, 결국 일이 터졌을 때는 너무 늦어 있었다.

맺음말

위 사례는 임종에 있어서 자율성을 방해하는 수많은 요소 중 몇 가지를 집중적으로 응축시켜 보여준다. 또한 환자의 자율성 문제에 대해 실제적·정신적으로 다양하게 접근하는 방법을 전형적으로 보여주어 오늘날과 같은 다문화사회에서 우리 완화의들의 시야를 계속 넓혀주는 역할을 한다. 이러한 경험은 우리가 환자와 가족과의 대화에서, 위 사례처럼 극히 개인적인 측면에서도 적절한 타협의 공간을 마련하기 위해 노력할 수 있도록 힘을 북돋아준다.

앞서 언급한 사례들은 우리가 일상에서 마주치는 몇 가지 중요한 정신적 관습을 보여준다. 독실한 이슬람교도나 가톨릭교도라고 해서 무조건 경계하기보다 각각의 문화와 전통의 특성을 이해한다면 임종단계에서 좀 더 많은 사람들의 소망과 우선순위에 관한 진솔한 대화를 나눌 수 있을 것이다.

이번 장에 열거한 사례를 쭉 살펴보면, 서로 다르지만 다시 한번 생각해볼 만한 몇 가지 일반적인 결론이 도출된다.

- 자율성은 모든 개개인의 사회적 관계, 정신적 상태, 문화적 각인과 영적/종교적 확신이라는 복합적 구조에서 발생한다. 각각의 구성요소는 개인적 상황과 인생사에 따라 특정한 시점이 도래한 순간 결정적 역할을 하게 된다.
- 많은 사람들이 마지막 임종단계를 어떻게 보낼지보다는 "나에 대한 어떤 기억이 남게 될까?" 혹은 "내가 죽고난 후 우리 가족은 어떻게 될까?"라는 질문을 훨씬 더 중요시한다.
- 두려움과 죄책감은 자율성 형성에 전혀 도움이 되지 않는 커다란 장해 요인이다.
- 진실한 소통없이 진정한 자율성의 발현은 불가능하다.

10

임종을 위한 사전 대비 : 사전의료의향서의 이면

91세의 P 부인은 오랫동안 양로원 생활을 해왔다. 2년전 남편과 사별한 후에는 1인실로 옮겨 취향대로 자신의 방을 꾸미고 만족스러운 삶을 살고 있었다. 변호사인 첫째 아들이 P 부인에게 사전의료의향서와 의료대리인 위임장 작성 얘기를 꺼냈을 때 그녀는 조금 망설였지만, 상세히 알아보고 양로원 목사님과 오랜 시간 이야기를 나눈 끝에 그렇게 하기로 결정을 했다. P 부인은 병원, 특히 중환자실로 이송되는 것을 절대 원치 않았고 양로원 내 자신의 방에서 평화롭게 숨을 거두고 싶어했다. 그녀는 이러한 내용을 사전의료의향서에 명시하였고 자신의 아들을 의료대리인으로 정하여 위임장을 작성하였다.

몇 주 후, 노부인의 상태가 갑작스럽게 악화되었다. P 부인은 고열과 가벼운 호흡곤란 증상을 보였지만 침상에서 벗어나고 싶어하지 않았다. 간호인들에게 하는 말은 그저 "나를 제발 그냥 내버려둬요"뿐이었다. 양로원 담당의는 폐렴을 의심하며 즉시 병원으로 이송할 것을 지시했다. 간병인이 P 부인의 사전의료의향서를 언급하며 서류를 찾아봐야 한다고 했지만, 의사는 전혀 들은 바 없으며 더이상 시간이 지체되면 위험하다고 말했다. P 부인은 병원으로 이송 조치되었고 이후 상태가 (추후에 밝혀진 바에 따르면 병원 내 병균으로 인해) 더 악화되면서 결국 중환자실로 옮겨져 인공호흡기를 달아야 했다. 그때 환자의 아들은 외국에 있었다. P 부인의 아들이 양로원 원장과 연락이 닿은 것은 그로부터 일주일이 지난 후였다. 그는 즉시 귀국해 의사에게 사전의료의향서를 제시하며 어머니의 인공호흡기를 당장 제거해줄 것을 요청하였다. 아들의 반응과 말투가 마치 유산상속을 위해 어머니가 빨리 돌아가시기를 바라는 것처럼 느껴졌던 중환자실 전담의는 P씨의 사전의료의향서가 진짜인지 의심했고, 아들은 얼굴을 붉히며 전담의를 인격모독과 상해로 고소하겠다고 난리를 쳤다. 이 갈등은 그 자리에 있던 완화치료의의 힘겨운 노력으로 겨우 봉합될 수 있었다. 다음 날 양로원 간병인들이 참석한 가운데 가족 상담이 이루어졌고 이 상담에서 P 부인의 사전의료의향서 진위 여부가 밝혀졌다. 당시 상황으로 비추어볼 때 사전의료의향서에 담긴 환자의 의지는 누구도 의심할 수 없는 진심이었다. P 부인에 대한 인공호흡은 중단되었고 항생제 치료도 마찬가지로 멈추었다. 노부인은 양로원의 방으로 돌아갈 수 있었고 도착한 다음 날 소망하던 대로 평화롭게 숨을 거두었다.

의료대리인과 사전의료의향서

죽음을 앞두고 비인간적인 현대 '기기器機의학에 방치'될지도 모른다는 두려움과 자신의 임종을 의지대로 통제하고 싶다는 소망은 임종의 자율성 논쟁의 중요한 동기이다. 생이 끝나갈 때 어떤 의학적 조치는 사용하고 어떤 조치는 사용하지 않을지를 스스로 결정하기를 바라는 사람의 수는 점점 증가하고 있다. 이에 따라 2009년, 2장에서 이미 언급한 이른바 〈연명처리지시법〉이라 일컬어지는 〈보호감독권에 대한 제3차 수정법률〉이 제정되었고[1] 여기에서 처음으로 사전의료의향서의 유효성과 그 적용범위가 규정되었다. 의료대리인 방식은 1999년에 이미 〈독일 보호감독권에 관한 법률〉에서 도입되었다.

의료대리인과 사전의료의향서 작성을 위한 법적·실제적 기초는 《죽음에 관하여》 8장에서 이미 상세히 기술했으므로 여기서는 핵심만을 정리하도록 하겠다. 이어서 의료대리인과 관련된 실제 경험과 적용성의 한계를 논의하고, 마지막으로 한계를 극복할 수 있는 가능성으로써 '사전의료계획Advance Care Planning, ACP' 개념을 소개하도록 하겠다.

의료대리인

실제 현실에서는 의료대리인이 사전의료의향서보다 훨씬 더 중요한 역할을 한다. 치료담당의는 환자에 대한 결정권이 있는 확실한 대화 상대를 갖게 되고 의료대리인의 존재는 모든 관련자들에게 법적 안정성을 주게 된다. 무엇보다도 의료대리인 설정은 위임자와 피위임자(대리인) 간에 대화로 이루어지기 때문에 피위임자는 위임자의 신뢰를 전적으로 받고 있으며 위임자의 임종과 관련한 두려움과 그가 소원하는 바에 대해 이미 알고 있을 것이라고 통상 간주하게 된다.

사전의료의향서의 작성은 아무나 할 수 있는 일은 아니다. 많은 사람들이 이런 문제에 직면하기를 원치 않는데다 자신의 임종이 '어찌되었든 순조롭게 진행될 것'을 믿고 있는 상황에서 그렇지 않을 수도 있다고 말하기는 쉽지 않기 때문이다. 사전의료의향서의 존재 여부가 의심스러운 상황일 경우 대개 배우자나 자녀에게 그 결정권이 있을 것으로 생각하지만 (스위스와는 달리) 독일은 그렇지 않다. 의료대리인이 설정되어 있지 않다면 긴급상황이 발생했을 때 법원에서 환자가 듣도 보도 못한 전문 후견인을 대리인으로 설정할 위험이 있기 때문에 이러한 위험에 대해 환기시키면 대부분의 사람들은 자발적으로 의료대리인을 설정하기로 결정한다. 실제로 자신이 더이상 결정능력을 행사할 수 없을 때 자신을 대신해 무언가 결정하는 일을 기꺼이 맡아줄 사람이 인생에 최소한 한 명이라도 있을 경우, 그 사람을 즉시 의료대리인으로 설정하지 않는 게 오히려 비이성적인 행동일 것이다.

왜냐하면 내일 당장 어떻게 될지는 아무도 모르기 때문이다.

사전의료의향서

다시 한번 말하지만 사전의료의향서는 환자가 자신을 담당할 의사에게 미리 써두는 직접적인 지시서이다. 작성인은 이 지시서에 임종단계의 특정 상황을 상세히 정의하고 자신이 희망하는 조치와 거부하는 조치를 기술해둔다. 이러한 구분은 매우 중요한데 의사에게 환자가 희망하는 치료조치는 의학적 요건(2장 참고)의 우선권이라는 사유로 구속력을 갖지 않지만 반대로 치료조치 거부는 이유를 불문하고 무조건적 구속력을 갖기 때문이다.

사전의료의향서를 통해 미래의 예상가능한 모든 의학적 구도를 하나의 서류에 집성하는 것은 명백히 가능해졌다. 이를 위해 사람들이 일반적으로 미리 대비하고 싶어하는 임종단계의 주요 상황을 집약한 양식서를 다양한 공공 및 사설기관에서 개발하였고[2] 여기에 심각한 뇌손상(예를 들어 뇌졸중)이나 혼수상태, 중증치매, 치명적인 말기 질병과 임종 과정에 직면한 순간 등이 포함되어 있다. 임종 과정에 관해서는 이미 독일연방의사협회의 기본원칙에 확실히 기재되어 있기 때문에 더이상은 언급하지 않겠다.[3] 다만 이것이 실제 임상에서 도움이 되는 이유는 현재 활동하는 대부분의 의사들이 완화치료의학과에서 실습을 받지 않은 관계로 임종간호에 대한 지식이 유감스럽게도 부족하기 때문이다(아래 참고).

전술한 양식서의 실용화에 대해서는 비평가들의 반대가 끊이지 않고 있는데, 그 이유는 양식서의 내용이 대부분 피상적이고 심각한 경우 과잉치료나 치료 중단과 같은 결과를 초래할 수도 있으므로 이런 단순한 '체크리스트'를 임종단계의 중요한 의사결정 기준으로 인정해서는 안 된다고 보기 때문이다. 이러한 반대 의견이 중요하지 않은 것은 아니지만 여기에는 어느 정도 권위주의가 깔려 있다. 사전의료의향서로 어떤 양식을 선택할지는 전적으로 환자 개인이 결정할 사안이기 때문이다. 무엇보다 사전의료의향서를 작성하기 전에 가정의와 충분히 상담할 것을 절대적으로 권장하는데 이를 통해 불명확한 표현을 피할 수 있고 응급상황에서 치료담당의가 사전의료의향서를 해석하는 데 있어서 해당 가정의가 중요한 상담 파트너가 될 수도 있기 때문이다. 사전의료의향서와 관련해 환자를 상담할 때마다 반복해서 하는 말이 있다. "사전의료의향서를 가볍게 여기면 안됩니다. 귀하가 심각한 상황에 처했을 때 이 안에 적힌 내용이 그대로 실행된다는 사실을 명심하셔야 합니다."

사전의료의향서의 내용을 좀 더 세심하게 다루고 싶다면 위 양식과 상관없이 독일연방법무부에서 발간한[4] 의학적·법학적으로 검증된 기본 상용구를 참고하여 자유로운 형식으로 작성할 수도 있다. 법무부에서 발간한 이 책자에서도 가정의와 상담을 적극 추천하고 있는데 이는 심각한 질병에 걸렸을 경우 사전의료의향서는 필수불가결한 사안이기 때문이다. 이런 경우 사전의료의향서는 투여할 약품의 정확한 용량까지 응급구조의에게 지정할 수 있는, 응급상황에 대한 계획서에 가깝다고 할 수 있다.

선례

사전의료의향서에 대한 새로운 법률과 관련하여 이제까지 우리가 경험한 내용들은 매우 긍정적이다.[5] 이 방식을 악용할지도 모른다는 우려는 한낱 기우에 불과했고, 독일에서 사전의료의향서 방식을 선택하는 숫자는 뚜렷한 증가세를 보이고 있다. 2012년 독일의 호스피스·완화치료협회DHPV에서 실시한 설문조사에 따르면 60세 이상의 응답자 중 42%가 사전의료의향서를 작성했다고 답하고 있다.[6] 이는 명백한 향상세로 다른 연령대와 비교해 현저히 높은 사망율을 보이는 연령대의 독일 국민 대다수가 이제 사전의료의향서를 보유하고[7] 있음을 볼 때 임종을 계획하는 준비의식이 국민들에게 점차 확고히 자리잡아가고 있음을 알 수 있다.

사전의료의향서 방식의 도입 초기만 해도 회의적으로 방관하던 응급의료시스템 분야에서도 사고의 전환이 이루어지는 기미가 보인다. 최근 현장경험이 풍부한 응급의가 강의한 내용에 따르면 이전에는 "응급상황의 경우 사전의료의향서를 중시할 필요가 없었다." 그러나 지금은 "응급상황의 경우 사전의료의향서를 절대로 무시해서는 안된다." 이러한 사고의 전환은 임종단계에서 의사의 개입을 자력으로 금지할 수 있는 기회에 대한 사회적 인식이 변화되었음을 보여준다. 그동안 다양한 형식의 '응급상황에서의 사전의료의향서'가 개발되어 시범화되었는데 이는 심각한 상황에서 연명조치를 실행하기 전에 병세와 환자의 의지에 대해

응급의가 신속히 판단하여 결정할 수 있도록 허용하는 것을 내용으로 하고 있다.[8]

사전의료의향서의 한계

지난 몇 년간 위급상황에서 사전의료의향서가 갖는 효력에 대해 의혹을 제기하는 비난의 목소리가 점차 높아지고 있다. 그들이 제기하는 반론에 따르면 사전의료의향서는,

- 대중화되어 있지 않고
- 막상 필요할 경우 즉시 볼 수 있도록 준비되어 있지 않으며
- 정확하게 표현된 경우가 거의 없고
- 효력이 의심스러우며
- 의료진들로부터 자주 경시된다.[9]

위에서 열거한 내용 중 첫번째 반론은 앞서 인용한 설문조사만 보더라도 틀린 내용임을 알 수 있지만 그 외 다른 논거들은 내용 면에서나 혹은 사전의료의향서가 필요할 때 적용할 실제적 측면의 문제로 고려해볼 필요가 있다.

이번 장 도입부의 사례와 같이 실제 임상에서 사전의료의향서가 긴급히 필요한 응급상황이 발생할 때 의향서의 소재가 불명확하여 찾을 수 없는 경우가 상당히 많다. 이런 이유로 독일연방공증인협회는 누구나 (수수료만 지불하면) 의료대리인과/나 사

전의료의향서를 등재할 수 있는 '중앙의료대리인대장' 시스템 (www.vorsorgeregister.de)을 구축했지만, 지금까지(2004년 8월 현재) 이 시스템에 등재 가능한 내용은 사전의료의향서 작성자의 이름 뿐이다. 게다가 의사는 이 정보에 접근할 수 없고 단지 보호감독 법원만이 열람이 가능하다. 앞으로 전자보건카드에 사전의료의 향서 존재 여부와 그 내용까지 입력할지 여부는 현재 논의중에 있다(스위스에서는 이미 가능하다).

실제 임상에서 가장 중요한 것은 의료대리인의 위임장과 사 전의료의향서가 1인의 대리권자에게 일임되어 그가 두 서류의 원본을 모두 소지하고 있는 것이다. 사전의료의향서가 의료대리 인의 위임장과 결부되어 있고 그 내용이 가정의와 사전에 협의 된 사항일 경우 실행 개연성이 더 높다는 것은 학술조사를 통해 이미 밝혀져 있다.[10] 이러한 전제조건이 충족되면 치료담당 의사 들이 사전의료의향서를 진지하게 받아들일 가능성이 높아진다. 그러나 2009년 새로운 법률이 발효된 후부터는 법적 논란의 위 험을 피하려면 무조건 사전의료의향서를 인정해야 하게 되었다. 만일 환자가 (사전의료의향서를 통해) 거부했음에도 시행한 의학적 조치가 있다면 모두 상해죄로 처벌받을 수 있기 때문이다.

다음으로 내용적 측면에서 사전의료의향서의 표현력과 유효 성에 관한 반론에 관해 살펴보도록 하겠다. 사전의료의향서의 근 본 문제는 주변 사람들이 충분하지 못한 완화치료 간호나 과잉 치료를 받고 고통스럽게 죽는 것을 경험한 사람이 자신은 그런 운명을 피하고자 작성하는 경우가 많다는 데 있다. 이로 인해 간

혹 목적을 상실하거나("임종단계에서의 어떠한 의학적 치료도 거부한다"), "임종단계에서 기기의학을 거부한다", "죽음의 시점이 예상 가능하고 고통스럽게 기다려야만 하는 상황이라면 인위적으로 생명을 연장하고 싶지 않다", 심지어 "나는 그저 평화롭게 눈 감고 싶다"라는 표현이 등장한다(모든 인용문은 실제 사전의료의향서에서 나온 표현이다). 이런 애매모호한 문장들은 환자의 생명이 위급한 상황에서 의사가 치료 여부를 결정하는 데 전혀 도움이 되지 않는다. 물론 그렇다고 이러한 사전의료의향서의 내용을 통째로 무가치하다고 평가할 수는 없다. 새로운 법률에 따르면 환자가 더이상 스스로 결정할 수 없는 상황에서는 의사와 환자 대리인(후견인이나 피위임자)이 함께 환자의 예측 가능한 의지를 밝혀낼 임무가 있다. 이때는 비록 내용이 불확실하여 직접적인 활용이 불가능한 사전의료의향서라 할지라도 매우 중요한 근거자료로 사용된다.

사전의료의향서의 초안을 대강 훑어보는 것만으로도 알 수 있는 사실은 대개의 사람들이 임종단계에서 일어날지도 모르는 의료과실과 과잉치료를 미연에 방지하고 싶어한다는 것이다. 이는 당연하지만 한편으로는 사전의료의향서의 실제 의미를 벗어나는 시도인데, 의학적으로 호전을 보이지 않는 치료를 임종단계에서 방지하는 것이 사전의료의향서의 1차 목적이 아니기 때문이다. 그럼에도 오늘날 이러한 내용이 부분적으로 꼭 필요한 것은 우리 보건 시스템의 빈곤함을 보여주는 반증이라 할 수 있다. 사회는 사전의료의향서의 보급이 아닌 좋은 의사들의 배양을 통해 의료과실을 막을 수 있다. 임종단계에서 의사의 의료과실과 과잉치료를 가장 효과적으로 방지하는 방법은 모든 의사들이 더 나은 완화치료의학 실습과 연수, 평생교육continuing education을 받는 길뿐이다.[11]

보건 시스템이 잘 정착되어 모든 의사들이 완화치료의학에 대한 지식을 충분히 갖게 되고 임종단계에서 불필요한 치료를 권유한다거나 실행하지 않게 된다면 사전의료의향서는 부차적인 역할, 이를테면 신앙심 때문에 절대적으로 필요한 의료조치를 거부하는 사람들에게나 의미있는 수단이 될 것이다. 죽음을 무릅쓰고 수혈을 거부하는 여호와의 증인 신도들의 경우가 유명한 예이다.

29세의 이 여환자는 임신 4개월의 상태였다. 임신 초기부터 출혈로 고통받고 있었는데 증세가 점차 악화되자 결국 입원을 하게 되었다. 그녀는 병원에 도착하자마자 자신은 여호와의 증인 신도로 어떠한 생명이나 신체의 위험이 있더라도 수혈을 거부한다는 내용의 사전의료의향서를 제시하였다. 그녀의 상태는 눈에 띄게 악화되었지만 그녀는 끝내 수혈 거부의 입장을 고수했고 결국 혼수상태에 빠지게 되었다. 하지만 대리권자로 지정된 그녀의 남편 역시 아내의 결정을 강력하게 지지하였다. 얼마 지나지 않아 환자는 숨을 거두었다.[12]

위와 같은 결정을 수용하는 것은 모두에게 힘든 일이다. 의사와 간호인들에게 수혈을 하면 살 수 있는 젊은 임산부가 그대로 죽는 것을 지켜봐야만 하는 일은 실로 참담한 경험이다. 타인의 자율성을 존중하는 일은 그 결정이 우리의 고유한 가치관과 일치하지 않을 경우에 그때 진정으로 요구된다.[13]

당위성

앞에서 언급한 한계에도 불구하고 사전의료의향서를 작성한다는 것은 많은 의미를 지니는데, 임종이 임박했을 때 사전의료의향서의 존재 유무보다 그 문서를 작성하기까지의 과정이 더 중요하기 때문이다. 사전의료의향서를 작성하기 위해서는 임종과 관련된 자신의 소망과 두려움, 근심 등에 관한 내적 고민의 과정을 거쳐야 한다. 이는 많은 사람들이 억눌러온 생각이기 때문에 충분히 생각할 시간이 필요하다. 사전의료의향서는 자신의 가치관과 도덕적 원칙, 임종단계에서의 소망 등에 관해 질문하는 이른바 가치의 회고 작업을 통해 좀 더 쉽게 작성할 수 있다.[14] 이런 작업은 자신의 상황을 정확히 인식하고 지금까지의 삶을 스스로 해명해야 하는 부작용도 있지만 극단적인 상황에서 대리인과 치료담당의가 환자의 의도를 결정하는 데 엄청난 도움을 줄 수 있다. 그리고 이 모든 것은 대화를 전제로 한다.

공무원으로 정년퇴직한 81세의 T씨는 20년 이상 당뇨병을 앓아온 사람이었다. T씨는 인슐린 주사를 통해 열심히 혈당을 조절해왔기 때문에 그간 자신의 병을 심각하게 받아들이지 않았다. 그러다 단 것에 집착하며 운동을 게을리했고 결국 과체중에 이르고 말았다. 수년간 T씨의 혈관 상태는 악화되었고 양 다리에 혈액순환 장애가 생겼으며 심정지가 한번 오기도 했다. 결국 뇌에 혈액결핍이 오면서 경미한 뇌졸중이 발생했고 T씨의 왼쪽 팔과 얼굴이 일시적으로 마비되고 말았다. 마비 증상은 3일 만에 완전히 사라졌지만 심적으로 강한 충격을 받은 T씨는 그때까지 기피해왔던 죽음에 관한 생각을 정리하기 위해 가정의에게 사전의료의향서 작성을 위한 상담을 신청했다. 상담 당일, 아내와 함께 나타난 T씨는 꼼꼼하게 적어온 수많은 질문들을 의사에게 퍼부었고, 상담 내용이나 시간에 비해 의료보험에서 지불하는 비용이 터무니없을 정도로 낮았지만 T씨의 가정의는 오랜 기간 자신의 환자였던 그를 친구라고 생각하며 인내심을 가지고 성실하게 답변해주었다. 그주 주말, T씨는 자신의 두 자녀들과 이미 성인이 된 세 명의 손자 손녀들을 불러놓고 가족회의를 열었다. 그는 자신이 현재 자신의 삶과 죽음에 관해 어떤 생각을 하고 있는지, 의료대리인으로 아내가 아닌 간호사로 일하는 딸을 설정한 이유가 무엇인지를 상세하게 설명하였다. 그리고 서류상에 기재할 표현들을 충분히 고민해야 하기 때문에 사전의료의향서 작성에는 며칠이 소요될 것이라는 사실도 알렸다. 그런데 바로 그날 밤 T씨는 심각한 뇌졸중으로 쓰러져 병원으로 이송되고 말았다. T씨는 의사소통이 불가능한 상태였고 사전의료의향서는 아직 존재하지 않는 상황이었다. 성공을 보장할 수 없는 신경외과적 수술에 관한 문제가 대두되자 T씨의 가족은 치료를 담당하는 의사에게 그날 있었던 대화의 내용과 T씨의 소망을 알렸고, T씨의 가정의는 전화로 그 사실을 확인해주었다. 수술은 진행되지 않았고, T씨는 완화치료 병동으로 전실되어 다음 날 평화롭게 눈을 감았다.

위 사례가 보여주듯 임종에 있어서의 결정은 모든 관련자들 간의 대화에 달려 있다. 환자와 가족 그리고 가정의 사이에서 오간 대화는 환자의 의지가 실제화되는 것을 가능하게 할 뿐만 아니라 아직 완성되지 못한 사전의료의향서에 숨을 불어넣어준다. 그러므로 대화는 좋은 결정을 위한 최상의 토대가 된다. 그러나 사전의료의향서는 이러한 대화를 통해 대체할 수 있는 것이 아니라 그 대화를 문서로 작성해야 유효하다는 것을 명심해야 한다. 그래야 실제 임상에서 이를 유념하고 실행할 수 있는 현실적인 기회가 생기기 때문이다.

사전의료계획 개념

지난 몇 년간 이른바 '보건상의 사전의료계획'이라는 과정 전반에 걸친 관심이 증가하고 있다. 이 과정에서 의료대리인과 사전의료의향서는 그저 마지막 임종단계에서의 의료간호학적 조치를 사전에 미리 광범위하고 장기적으로 계획하려는 개념의 일부분에 지나지 않는다. 이러한 과정을 구성하는 개개의 요소들은 위르겐 인 데어 슈미텐Jürgen in der Schmitten과 그의 동료들이 최근 발표한 연구논문에 집약되어 있다.

사전의료계획 프로그램의 핵심은 마지막 임종단계에서 전문적인 간호를 제공하는 것으로, 예를 들어 특정 지역의 모든 양로원 입소자들이 대상이 될 수 있다. 이 프로그램의 대상자들은 전문적인 교육을 받은 사람들의 도움을 받아 사전의료의향서를 작성하고 의료대리인을 설정하게 되며, 그들이 원할 경우 언제라도 이 문서를 열람할 수 있도록 소속시설 및 사전의료계획 책임자가 이를 보장한다.

사전의료계획 프로그램의 기본 특색은 사전의료의향서를 지속적인 상담과정의 중간결과로 간주하여 사전의료계획 시스템의 주도하에 매 2년에서 5년에 한 번, 특히 건강상의 변화가 있을 경우에는 즉시 갱신한다는 점이다. 환자의 간호에 관련된 모든 사람들은 사전의료의향서를 중시하고 이를 준수하는 교육을 받는다. 사전의료계획 프로그램이 임종에 있어서 환자의 의지를 실현시키는 데 괄목할 만한 성과를 올린다는 사실은 여러 학술논문을 통해 이미 증명되었는데, 호주의 한 조사결과에 따르면 망자의 가족과 친지들이 겪는 스트레스, 두려움, 우울증 등이 이 프로그램을 통해 확실히 감소되었다고 한다.[15]

인구통계학적 발전에 따라 고령자들의 소망과 그들 고유의 우선가치를 조기에 파악하는 한편 지속적인 관찰을 통해 이러한 소망의 변화를 예측해야 할 필요성이 제기되고 있다. 사전의료계획 프로그램을 적용한다면 위 두 가지 요소를 명확하게 파악할 수 있으므로 앞으로 이 프로그램이 더 많이 실행되고 유지될 수 있기를 기대해본다.

11

건강산업의 역할: 승자는 누구?

매우 공격적인 형태의 희귀암을 앓고 있던 32세 환자의 사례이다. 병이 이미 심각하게 진행되어 살 가능성이 거의 전무한 상태였던 이 환자는 그때 막 새로 허용된 '단일클론 항체'라는 약품 치료를 권유받고 이에 동의하였다. 완화치료팀이 상담자로 투입되었을 때 환자는 종양으로 강한 통증에 시달리는 한편 치료에 따른 심각한 부작용(설사, 어지러움, 구토, 심한 가려움을 동반한 피부발진)에도 시달리고 있었다. 완화치료의학적 관점에서 볼 때 환자의 고통을 줄이기 위해서는 신속한 코르티손 치료가 필요했지만 담당의는 코르티손 때문에 새로운 약품의 효과가 경감될 수도 있다는 이유로 우리의 충고를 거부했다. 그로부터 3일 후 젊은 환자는 고통 속에서 죽음을 맞이했다.[1]

지난 수년간 약품산업계는 값비싼 항암약품들을 수없이 시장에 내놓았다. 심지어 그중에는 효력이 의심스러울 정도로 효과가 미비한 약품이 포함되어 있기도 하다. 위 사례에서 소개된 항체는 2011년 독일에서 인정되었는데 평균 연명기간은 약 3개월 정도로(완화치료의학을 통해서도 유사한 기간의 연명효과를 볼 수 있다. 아래 참고) 이 약품을 복용할 경우 환자의 생존 상태를 급격히 악화시키는 부작용이 발생할 확률이 매우 높다.

이 항체의 치료비용은 환자 1인당 약 10만 유로로 독일에서 위 사례와 같은 희귀암으로 사망하는 2천 명 가량의 환자 모두가 이 항체치료를 받겠다는 피보험자로서의 권리를 주장한다면 의료보험사들은 연간 2억 유로의 비용을 지불해야 할 것이다. 그런데 연간 암으로 사망하는 사람은 약 20만 명에 달한다. 이에 반해 의료보험사가 2012년 약품 및 대체치료제, 의료지원비 등을 포함하여 전체 독일의 전문적인 응급 완화치료에 지불한 경비는 1억 5천 2백만 유로 정도로 이는 보험사의 연간 총 지출비용의 천분의 1에도 미치지 못한다.[2, 3]

보건 시스템의 근본적 결함

보건 시스템이 아무런 물욕 없는 온전히 이타적인 시스템이라고 믿는 사람이 있다면 그건 그가 바로 그 시스템이 세계 거대경제의 한 부문을 지배하고 있다는 사실을 미처 모르고 있기 때문이다. 현대 보건 시스템의 행동지표가 되는 세 가지 요인은 첫째도 돈, 둘째도 돈, 셋째도 돈이다.

지금까지 건강산업은 서양세계에서 절대적으로 중요한 경제 요인이었다. 미국은 매년 국내총생산의 18%를, 스위스는 11.5%를, 독일도 11.3%를 건강을 위해 지출하는데, 이를 환산하면 스위스는 680억 스위스프랑, 독일은 3천억 유로 가량이고 미국은 천문학적 숫자인 2만 5천억 달러에 상당한다.[4] 이러한 관점에서 다음의 오래된 질문을 던진다면 현재 국민보건제도상의 비합리적 방식이 전혀 놀랍지 않다. "누가 이득을 보는가."[5]

나는 지난 10년 이상 보건 시스템의 은밀한 변화를 가장 가까이에서 지켜보았다. 의사생활을 처음 시작할 때만 해도 동료들과 어려운 진단이나 비범한 소견들 또는 새로운 논문에 대해 토론했지만, 지금은 그보다는 비용(행정용어로는 수익)이나 수익을 올릴 가능성 그리고 그와 관련해 기하급수적으로 상승하는 행정비용 등이 대화의 주 소재이다. 1980년대 말 뮌헨 대학교 신경외과 병동 인턴으로 있을 당시에는 정신없이 바쁘기는 했지만 내 업무의 대부분이 최소한 환자와 관련된 일이었다. 하지만 현재 의사들은 행정업무에 치여 정작 환자들에게는 많은 시간을 낼 수 없는 상황이다. 당시에는 예비 의사들이 좋은 대학병원 인턴 자리를 구하는 것이 정말 힘들었던 반면, 지금은 대학병원을 포함한 모든 병원이 유능하고 의욕적인 신참 의사들을 필사적으로 구하고 있는 현실이 과연 우연일까?

응급 완화치료 전문 분야에 관한 연구논문에서도 볼 수 있듯이 심지어 환자와 가족을 위해 시간을 투자하는 것을 최고 우선순위에 두는 완화치료의학 분야에서조차도 근무시간의 대부분을 행정업무에 써야만 하는 실정이다.[6] 응급 완화치료 전문팀은 복합 전문적인 완화치료팀으로 중환자들을 자택에서 돌보면서 환자와 가족의 삶을 개선하고 임종단계에서 불필요한 병원으로의 이송이 발생하지 않도록 막아주는 역할을 한다.[7] 이 연구논문을 보면 응급 완화치료 전문팀의 간호를 받은 환자의 82%가 자택에서 사망했으나 이는 독일 평균과 비교했을때 25%에도 미치지 못한다.

금전적 유인의 결핍

1차적으로 의료보험사에서 시작된 보건 시스템상의 금전적 유인은 지난 수십 년간 환자에게는 좋지 않은 방향으로 흘러가고 있다. 특히 기술적 작업을 비롯한 진단이나 치료 부분은 보험사로부터 높은 비용이 지불되기 때문에, 예를 들어 심장 카테터 진찰이나 고관절 대체수술은 전세계에서 독일이 가장 많이 시행하고 있다.[8] 독일의 평균수명은 80.8세로 OECD 국가 중 중간이지만 동일선상에 있는 한국(81.1세)이나 그리스(80.8세)의 1인당 보건비보다 약 2배 정도 더 많다. 미국의 경우 그 불균형은 터무니 없을 정도인데, 매년 1인당 보건비가 약 8,500달러인데 비해 평균수명은 보건비가 1인당 미국의 1/5 정도에 불과한 칠레와 동일하

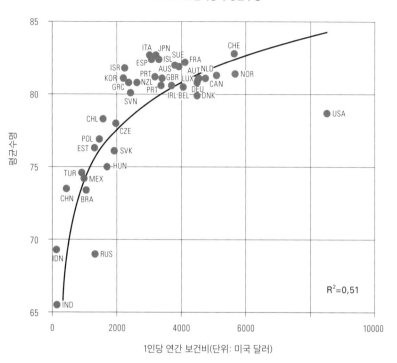

표 11.1: 보건비용과 평균수명

1인당 연간 보건비(단위: 미국 달러)

다(표 11.1 참고). 참고로 평균수명이 가장 높은 나라는 스위스로 82.8세에 달한다.

보건비의 지출이 높다고 평균수명이 자동으로 높아지는 것은 아니다. 그렇다면 비용이 올바른 경로로 사용되고 있지 않다는 추측을 할 수도 있는데 아무튼 위에서 언급한 응급 완화치료 전문 분야와 같이 엉뚱한 곳에서 절약을 하고 있다는 느낌을 때때로 받기는 한다.

의료보험사 입장에서는 응급 완화치료 전문팀이 환자가 원하지도 않고 실제 필요하지도 않은 병원 이송을 방지해 엄청난 비용을 절감해준 것은 결코 달갑지 않은 부작용에 불과하다. 이런 상황이라면 의료보험사가 2007년 이미 법제화된 응급 완화치료 전문팀의 전반적인 도입을 주장하고 실행을 재촉하는 게 당연한 일인데 현실은 꼭 그렇지만은 않다. 법률이 제정된 후 의료보험사와 첫번째 계약이 체결되기까지 2년 이상이 걸렸고 의료보험사들이 계약서 말미에 삽입한 까다로운 조건들을 충족시키기 위한 장벽은 아직도 높기만 하다. 이는 몇몇 '물을 흐리는 미꾸라지' 같은, 환자의 안녕보다는 이윤극대화가 최대 목적인, 의사들이 존재하기 때문에 어느 정도 이해가 가능하다. 하지만 처리해야 하는 엄청난 양의 문서작업 때문에 응급 완화치료 전문팀이 환자 옆보다 책상에 앉아 보내는 시간이 더 많다는 것은 수용할 수 없는 문제이다. 특히 불쾌한 점은 의사처방이 있었음에도 암 환자가 아니거나 진통제 펌프나 기타 유사 기술설비를 사용하지 않은 경우에는 중병 환자라도 응급 완화치료 전문 환자로 인정하지 않고 간호비용을 보험에서 지불할 수 없다는 태도이다. 이는 완화치료의학 업무를 모든 중병 환자들에게 적용하는 전체적인 치료방식 중 하나로 오인한 것으로, 그로 인해 응급 완화치료 전문 분야에서 본래 방지하고자 하는 임종에서의 의료기기 사용도를 오히려 높이는 잘못된 동기를 부여한다.

완화치료적 케어에 있어 의료보험사가 초래한 최악의 오류는 응급 분야가 아닌 임상병동 분야에서 발생한다. 의료보험사가 지난 몇 년간 언명해온 목표는 이른바 건당 얼마라는 일괄적 비용으로 완화병동을 재정지원하겠다는 것이었다. 이로 인해 병의 위중과 입원 기간은 전혀 고려되지 않은 채 환자 1인당 고정된 비용이 지불되었고 결국 병원은 경비절감을 위해 환자의 병상체류 시간을 단축시키는 결과를 초래하였다. 일부에서는 '피도 눈물도 없는 퇴원 조치'가 감행되기도 했지만 어쨌든 독일에서는 의료보험사의 목표가 확실히 달성된 것이다. 완화치료 병동에서는 환자들 중 약 절반 가량이 사망한다. 이런 상황에서 병상체류 기간 단축이라는 목표는 병원과 의사들에게 중환자를 건당 일괄적 비용계약에 따라 조기 죽음으로 몰아세워야 한다는 윤리적으로 결코 용납할 수 없는 중압감을 주게 된다. 따라서 이런 비인륜적인 목표는 자체적으로 금지해야만 한다.[9]

인간의 존엄성에 대한 실제적 저촉

내가 만일 제약製藥 관련 로비스트라면 존엄사 논쟁의 열기를 고조시키기 위해 많은 비용을 투자할 것이다. 가능한 한 오래, 가능한 한 논쟁의 여지가 있게 그리고 가능한 한 많은 방송매체의 눈에 띄게 만들 것이다. 이런 상황이 오래 될수록 임종에서 인간의 존엄성을 실질적으로 저해하는 요인이 무엇인지에 대한 대중의 관심을 효과적으로 차단할 수 있기 때문이다. 그 요인에 속하는 것으로는 언제 어느 때고 존재하는 과잉치료의 문제와 미흡한 간호·완화치료상의 케어를 들 수 있다.

삶의 막바지를 향하는 생명에게서는 많은 돈을 벌어들일 수 있다. 한 사람의 인생 전체에 소요되는 보건비용의 1/3 정도가 생의 마지막 1~2년 사이에 지출되기 때문이다. 이는 독일에서만 수천 억 유로로 달하는 비용이다. 이번 장 초반의 사례에서 보았듯이 심각한 중병에 걸린 환자와 가족은 병의 진행을 최소한이라도 유예하거나 치료할 수 있다면 설령 의심스러운 조치라고 할지라도 필사적으로 매달리기 때문에 의도적으로 높은 수익을 노리는 건강산업에 착취당하게 된다.

이러한 산업의 의도는 환자에게 '더이상 권유할 치료방법이 없는 상황'을 참을 수 없을 만큼 힘들어 하는 의사의 두려움과 맞물려 있다. 앞서 언급한 그리스 철학자 에픽테토스조차 이미 2천년 전에 "의사가 처방하지 않을 경우 환자는 분노하며 의사가 자신을 포기했다고 믿는다"고 밝힌 바 있다. 의사가 아무런 의미없는 치료에 대해 환자일지에 기록할 때 자주 사용하였던 라틴어 문장(Ut aliquid fiat: 어떤 효과라도 발생하기를 바람)은 아마도 여기서 기원했을 것이다. 유감스럽지만 의사들 사이에 아직도 널리 퍼진 이런 사고방식 때문에 임종단계에서 과잉치료는 당연한 것이 되었다. 그런데 이에 대한 효과적인 대체방법이라고 할 수 있는 것이 있다.

2010년 하버드 메디컬스쿨의 제니퍼 티멜Jennifer Temel과 동료들이 《뉴잉글랜드 의학저널New England Journal of Medicine》에 발표한 논문에 따르면, 이미 진행중인 폐암 환자를 일찌감치 완화치료의학 치료에 참여시키자 생존 상태가 개선되어 항암 화학 치료 횟수를 줄일 수 있었을 뿐만 아니라 참여한 암 전문의들조차 믿기 어려울 정도로 확연히 연장된 생존력을 보여주었다. 환자는 약 3개월 정도 생명을 연장할 수 있었고, 이에 따른 부작용이 없었을 뿐만 아니라 비용 역시 절감되었다.[10]

완화치료의학은 어떻게 이런 효과를 볼 수 있었을까? 그것은 바로 질병의 고통 완화에 효과적으로 대처하고 치료 시 환자의 요구와 우선가치, 재정 상태 및 사회적 환경 등을 함께 고려했기에 가능했다. 세계보건기구가 규정한 완화치료의 목적은 전적으로 중병 환자와 가족의 생활상태 개선에 있다. 이는 여러 전문분야, 즉 신체적 측면뿐만 아니라 정신사회학과 영적 측면까지도 아울러 전문·복합적으로 관찰하고 치료함으로써 도달할 수 있다.

제3자의 입장에서 볼 때 이성적으로 일을 처리하는 보건 시스템이라면 이러한 치료방식을 기꺼이 받아들이고 대대적인 홍보를 해야 한다고 생각할 수도 있다. 대체 어떤 의학분야에서 이렇게 생명을 연장하고 생활을 개선하는 동시에 비용까지 절감시킬 수 있단 말인가? 하지만 희한하게도 우리의 건강을 책임지고 보살펴야 할 보건정책 관련 정치인이나 의료보험사들은 완화치료의학을 그다지 반기지 않는 분위기이다.[11] 입으로는 좋다고 난리치지만 이는 진정성이라곤 손톱만큼도 없는 싸구려 사랑고백에 불과하다. 재정자원 배분과 관련하면 완화치료 케어에 돌아오는 뭇은 잘해야 빵부스러기 정도에 불과하다. 도대체 그 이유가 뭘까?

답은 간단하다. 완화치료의학은 과학기술과 제약 분야에 치우친 현대의학을 향해, "뭔가 할 게 있다고 해서 그게 언제나 의미있는 것일까?"라는 불편한 질문을 던지기 때문이다. 이 질문은 아래 조사에서도 볼 수 있듯이 의사로서 환자에게 권유하는 치료방식과 의사 본인이 환자로서 요청하는 치료방식 사이의 모순성을 통해 해결된다.

임종단계에서 의사가 환자로서 직접 치료를 받는 방식과 의사로서 환자를 치료하는 방식 간에 존재하는 엄청난 차이를 보여주는 논문이 미국에서 발표되었다.[12]

조사에 응한 의사 1,081명 중 거의 90%가 자신이 임종할 때는 공격적인 치료와 연명조치를 받지 않겠다고 대답했다. 하지만 같은 처지의 미국 환자들 대부분은 공격적인 치료를 받다가 병원에서 죽음을 맞이한다. 이러한 주요 원인은 치료를 담당한 의사의 태도로,[13] 동일한 상황에서 의사들이 자신이 원하는 방식과 완전히 다른 치료를 환자들에게 진행한다는 것이다. "이렇게 '용맹무쌍한' 치료방식을 종료할지에 관한 결정에서 의사의 권위가 환자에 우선한다"라는 질문에 "아니오"라고 대답한 응답자는 겨우 45%에 불과했다. 환자의 요청을 경시하는 경향은 특히 외과, 정형외과, 방사선치료 전문 의사들에게서 뚜렷이 나타났다.

이어서 몇 가지 사례를 통해 안전을 기만하는 눈속임과 개인 자산의 낭비, 비현실적 맹약 등으로 환자의 자율성을 해치는 현 보건 시스템의 바람직하지 않은 발전상을 소개하고자 한다. 이 리스트는 추후에 임의로 추가될 수도 있다.[14]

유방조영술Mammography-Screening

1980년대부터 산부인과와 종양학, 방사선과 전문의들은 50세 이상의 여성을 대상으로 한 포괄적 유방암 조기진단을 위한 유방조영술mammography 검진을 강력하게 주장해왔다. 그 결과 2005년부터 의료보험이 관련 비용을 부담하고 유방조영술 검사를 확실하게 유도하기 위해 검사일자가 적힌 참석요청서를 해당 여성들에게 정기적으로 발송해왔다. 하지만 지난 몇 년간 이에 대한 비판의 목소리가 점점 커졌고 결국 25년간 9만 명의 여성을 대상으로 조사한 캐나다의 한 논문을 통해 포괄적 유방조영술 검진이 유방암 사망율을 감소시키지 않는다는 것이 밝혀졌다.[15] 그외에도 스위스 의료국Swiss Medical Board을 통해 존재하는 자료를 자세히 살펴보면 피검진자들의 약10%가 오진을 받았고 그 때문에 실제로는 불필요한 검사는 물론 수술까지 받아야 했다.[16] 따라서 스위스 의료국은 유방조영술 검진 의무화 프로그램의 중단을 요청하고 있는데 그렇게 된다면 독일은 연간 2억 유로 이상을 절약하게 된다.

사용관찰

사용관찰이란 제약산업이 새로운 약품을 시장에 도입한 후 실행하는 허위 연구논문으로 임상투입 경험 기록을 명목상의 목적으로 한다. 실제로 대개의 사용관찰은 해당 제품의 이윤을 증진시킨다. 의사들이 각 제품 당 처방전을 발행하면서 간략한 설문지를 작성하면 건당 최고 천 유로에 이르는 '보상금'을 받게 되기 때문에 국제투명성기구Transparency International에서는 이를 "법적으로 인정된 부패"라고 표현하였다. 독일 거대 의료보험사 TK Techniker Krankenkasse의 학술연구소 산출 결과에 따르면 이러한 고가의 약품처방전 발행 경비 때문에 매년 거의 10억 유로에 달하는 지출초과가 발생한다.[17]

Tip: 혹시 제약회사 수주로 약품의 사용관찰을 해당 병원에서 하는지 귀하의 가정의나 전문의에게 한번 물어보십시오. 대답할 때까지 계속 물어보세요. 그리고 만약 "예"라고 대답하거든 다른 의사를 찾도록 하십시오.

임종에 있어서의 과잉치료

이번 장 도입부의 사례에 서술한 말기 암환자에 대한 과잉치료는 빈번히 발생하는 문제이다. 암환자에게 마지막 한 달간 시행하는 의학치료에 관한 북미지역 15개 논문들을 종합한 최신보고서에 따르면 사망 전 최종 30일간 항암 화학치료를 받는 환자는 38%(독일 자료: 28~43%)에 이른다. 전체 암환자의 1/3은 이 기간 동안 인공호흡기에 의존하지만 2/3는 완화치료를 받지 못한다.[18]

그밖에도 최근 스위스에서 발표한 논문에서 마지막 한 달간 항암 화학치료를 받는 경우는 사보험 환자가 일반보험 환자보다 거의 두 배 가까이 많다는 사실이 밝혀졌다.[19]

그러나 과잉치료 현상은 결코 암환자에게만 해당되는 사항은 아니다. 독일 내에서만 양로원 중증 치매환자들에게 매년 수 천개의 위관이 인위적인 영양공급용으로 투입되는데, 학술적 데이터에서도 이런 조치는 환자들에게 부작용[20]과 비용 상승만을 불러일으킨다고 명백히 밝히고 있음에도 지속적으로 시행되고 있다.

과잉치료의 세번째 예는 중환자실에서 죽어나가는 환자의 숫자이다. 미국의 경우 매년 50만 명 정도로까지 짐작되는데[21] 솔직히 이렇게 많아야 할 필요가 없다. 대부분의 환자들은 병의 심각성으로 인해 더이상 살지 못할 것임을 예측하게 되는 시기가 오는데, 바로 그때 기존의 치료방식을 완화치료의학으로 전환하고, 환자의 동의하에 마지막 임종단계에 적합한 병동으로 전실할 수도 있기 때문이다.

이에 대한 사례는 추후 임의로 추가될 수 있음을 미리 밝힌다. 전혀 필요하지도 않고 오히려 환자에게 부담만 주는 임종단계의 과잉치료에 드는 비용을 정확히 산출하기는 어렵지만 사용된 약품과 의료기술적 물품의 비용을 고려해볼 때 매년 수십 억 유로는 가뿐히 상회할 것이다.

공업국가에서 불필요한 진단서 처방이나 비효과적 치료에 낭비하는 자본을 한 토막이라도 완화치료에 사용한다면 완화치료 전반에 필요한 재정을 쉽게 확보할 수 있을 것이며 이를 통해 환자의 자율성을 확보하기 위한 근본적 전제조건들이 충족될 것이다. 이 말은 곧, 환자의 신체적 고통이나 환자와 가족의 사회심리학적·영적 문제가 해결되지 않는 한 임종에 있어서 자율성의 발현은 심각한 제약을 받게 된다는 뜻이다.

그러나 오늘날의 의학 시스템은 비현실적인 치료 가능성을 내세워 임종단계에 있는 사람들의 결정력을 극도로 제한시키고 실은 잘못된 사실들로 그들을 현혹시킬 뿐만 아니라 위험과 부작용에 대한 설명도 충분히 하지 않고 있다. 완화치료의학을 대체방법으로 언급하는 경우는 전무할 뿐만 아니라 심지어는 잠재적으로 동일선상에 있는 의학분야로 인정하고 있지도 않다. 임종단계에서의 인간 존엄성에 대한 중대한 위반이 알게 모르게 바로 우리 눈앞에서 체계적으로 발생하고 있는 것이다.

의사-환자-커뮤니케이션의 뚜렷한 목적의식

이번 장 도입부의 사례로 다시 돌아가보자. 과연 이 젊은 환자가 새로운 항체치료를 수용하고 임종단계에서도 절대 치료를 중단하지 말아달라고 의사에게 매달린 이유는 무엇일까? 중병 환자가 한 가닥 지푸라기라도 잡고 싶은 것은 당연하며 이런 행동은 유전적 생존본능이다. 또한 그간의 연구를 통해 밝혀진 바와 같이 환자의 결정은 치료 담당의들의 설명에 전적으로 좌우된다.

제니퍼 티멜Jennifer Temel을 중심으로 한 연구팀은 최근 발표한

　　　2부 스스로 선택하기의 의미

논문에서 암이 상당히 진전된 환자들 중 두 그룹을 무작위로 선출하여 연명조치와 관련한 희망사항을 묻는 조사를 실시하였다.[22]

첫번째 그룹은 언제나처럼 의사와 상담을 통해 연명조치 후 살아날 가능성에 대한 설명을 들었고, 두번째 그룹은 그외에도 연명조치를 실행하고 인공호흡기를 부착한 환자들에 관한 비디오를 시청하였다. 그러자 첫번째 그룹의 환자들 중 48%가 연명조치를 받겠다고 대답한 반면, 두번째 그룹은 20%만이 연명조치에 동의하였다. 사후 질문을 통해 확인한 결과, 연명조치에 관한 지식은 비디오를 시청한 그룹이 훨씬 더 많이 알고 있었지만 그들의 결정은 바뀌지 않았다.

도입부의 사례에서 암전문의들은 환자에게 권한 약품의 반응율이 실제로 18%나 된다고 알려줌으로써 환자의 시선은 끌었지만 '반응율'이라는 단어 뒤에 숨은 실제 의미 즉, 평균 3개월의 생명연장과 더불어 심각한 부작용이 동반된다는 사실에 대해서는 자세히 설명하지 않았다. 환자와 가족이 이해한 내용은 "이 약품을 통해 병이 치료될 확률은 18%"라는 것이다. 비슷한 기간만큼 생명연장이 가능하고 훨씬 나은 생존상태를 유지할 수 있는 완화치료의학적 조치는 대체의학으로 전혀 언급되지 않았다. 환자측은 이미 불가능한 치료전망을 실제 가능성으로 받아들였으므로 그들의 입장에서 불필요하다고 생각되는 완화치료를 아마 거부했을 것이다. 질병상태와 대체치료 방법에 대한 확실한 정보 없이는 임종단계의 자율적 결정이 불가능하다는 것을 이 사례는 다시 한번 보여준다.

들어주는 의학의 필요성

결론적으로 종합·정리하자면 아래와 같다.

1. 현대의학은 경제우선주의 방식에 시달리고 있다. 이것은 환자와 가족 그리고 의료종사자들에게 모두 동일하게 관련된다. 환자는 점차 비용 요소로 간주되어 비인격화되었다.
2. 임종의 자율성에 대한 가장 큰 장애요소는 충분하지 않은 의사-환자 간 커뮤니케이션, 재정적 자원을 독식하는 과잉처방과 과잉치료 및 완화치료적 조치와 간호의 결핍을 들 수 있다.
3. 의료보험사는 부분적으로 비도덕적이기까지 한 경제적 유인에 의해 잘못을 심화시키고 있다.

이러한 문제점에 대한 해결책으로 이른바 "말하는 의학"이 지난 수년간 강한 지지를 받고 있다. 개인적으로 이 표현에 그리 동조하지 않는 이유는 어차피 지금도 의사들이 많은 말을 하고 있기 때문이다. 의사의 상담 가운데 생명의 위협이 있는 진단에 대해 설명하는 비율이 80% 이상을 차지한다. 이때 환자의 만족도는 상담 참여비율과 직접적으로 연관 되는데, 의사보다 참여율이 더 높을수록 이상적이라고 할 수 있다. 의사의 업무 중 가장 중요한 핵심요소인 적극적인 청취능력이 애석하게도 많은 의사들에게 부족한 상황이고, 심지어 일부 의사는 환자에 대한 기본적 존중마저 없는 경우도 있다. 아래 한 익명의 여환자가 쓴 편지는 2008년《독일의사협회》지에서 발췌한 내용이다.[23]

친애하는 '나 잘난'박사님께,[24]

어제 귀하의 병동 VOR에서 있었던 응급자문에 참석하신 귀하의 태도에 대해 제가 느낀 바를 전달하고자 합니다. 접수서류를 작성한 후 10시 40분, 저는 협소하고 어두운 방으로 안내되었고 한참을 아주 한참을 기다린 끝에 초음파 촬영을 할 수 있었습니다. 그곳에서 저는 검사에 맞춰 준비를 해야 했는데, 이 말은 곧 바지를 내리고 배를 깐 상태에서 잡다한 턱받이를 목에 걸고 절반은 헐벗은 상태로 테이블 위에 놓여져 있었다는 뜻입니다. (중략)

한 시간 후 눈이 빠지게 기다렸던 '치프님'께서 드디어 무대, 그러니까 그 어두컴컴한 방에 나타나셨고, 그때까지도 배를 까고 바지를 내리고 상체의 치부를 브래지어로 겨우 가린 채 얌전히 누워있던 저는 그토록 기다리던 분을 잠깐이라도 알현하고 싶었지만 머리를 초음파 촬영기 뒤쪽으로 두고 수평으로 누워 있어야만 했기 때문에 뵐 수가 없었습니다.

먼저 악수를 한 후 얼굴을 보면서 인사를 나누는 통상적인 방식에 대한 기대치는 이미 지난 시간의 경험을 통해 싸그리 소멸시킨 상태였습니다. 그런데 그건 새발의 피더군요. 또렷한 정신과 완벽한 언어중추신경을 유지하고 있는 저와 겨우 50센티미터 떨어진 거리에서 '치프님'은 간호사에게 물으셨죠. "환자 나이가 어떻게 되지?" 그 황당무계함이라니!!! 그 순간부터 저는 그저 전지전능한 존재와 저 대신 답변을 하는 제3자 사이에 끼어 있었습니다. (중략)

치프님, 저는 귀하와 귀하의 부서에서 환자가 최소한 돈가스 정도의 가치는 부여받을 수 있게 진행방식을 바꿔주기를 간절히 요청합니다. 집에서도 돈가스 요리를 할 때, 튀김옷을 입히기 한 시간 전부터 아무것도 하지 않은 채 고기를 조리대에 올려놓지는 않습니다. 이러한 은유적 비유가 귀하와 귀하의 동료들이 변화를 모색하는 데 조금이라도 동기를 부여할 수 있기를 기대해봅니다.

안녕히 계십시오.

우리가 진정으로 임종에 있어서 (뿐만 아니라) 인간의 자율성을 보장하는 보건 시스템을 발전시키기를 원한다면 환자와 환자 가족의 천차만별적 요구와 공포심 그리고 근심 걱정을 진중하게 받아들이는 자세가 시스템에 선행되어야 한다. 환자의 자율성을 보장하기 위한 필수 전제조건은 모든 개인의 대체불가한 인격을 인정하고 존중하는 것이며 이는 의사가 말을 함으로써가 아닌 들음으로써 가능해진다. 이 길을 선택하지 않는다면 우리의 보건 시스템은 과잉치료자와 과소치료자만이 존재하는 2계급 의학으로 붕괴되는 위험을 감수해야 할 판이다. 따라서 미래의학은

(환자의 소리를) 들어주는 의학이 아니라면 아예 존재하지 않게 될 것이라고 확신한다.[25]

12

배려와 자율: 중재의 시도

설명을 통한 환자 배려

34세의 K씨는 인터넷 창업으로 큰 성공을 거둔 후 세계시장 진출을 앞두고 있던 젊은 IT 기업가였다. 암이라는 진단을 받았을 때 그는 그 사실을 믿을 수가 없었다. 그의 병은 육종 sarcoma이라고 불리는 악성 조직암으로, 치료방법이 거의 없는데다 간과 폐에 이미 종양이 전이된 상태여서 그는 살 날이 얼마 남지 않은 상황이었다. 처음 받았던 충격이 가시자 K씨는 자신의 의학적 상황을 마치 사업계획처럼 접근하기 시작했다. 현존하는 치료방법과 효과에 대한 학술적 증거를 비롯하여 취합할 수 있는 모든 정보를 의사에게 제출하도록 요구했고 제2, 제3의 검진소견을 수집했으며 인터넷을 통해 상세

정보를 취득한 후 자신이 동의하는 치료형식과 그렇지 않은 형식을 단독으로 결정하였다. 하지만 마지막 치료방식이 그가 기대한 바에 미치지 못하자 그는 무너져내렸다. 그리고 자신의 의지로 호스피스 이송을 결정한 후 식음을 중단하고 죽기로 결심하였다.

96세의 R씨는 고령으로 육체는 불안정했지만 정신 상태는 매우 명료한 노부인이었다. 그녀는 오랜 기간 양로원에서 체류하면서 정기적으로 며느리의 방문을 받고 있었다. 아들은 이미 수년전 심장마비로 사망하였고 노부인도 심장에 문제가 있어서 스스로 자신의 심장을 "내 애물단지"라고 불렀다. 그녀가 의식을 잃고 쓰러진 채 발견되었을 때 심전도 검사기는 심각한 심장부정맥을 표시하였고 결국 그녀는 심장박동기 설치가 절대적으로 필요한 상황이 되었다. 가정의가 환자의 며느리와 함께 상담하기 위해 예약일을 잡으려 하자 R 부인은 놀랄 만한 이야기를 꺼냈다. "의사 선생님, 저한테 자세한 내용을 설명하실 필요는 없어요. 가능한 한 저는 아무것도 알고 싶지가 않답니다. 저는 제 인생을 충분히 살았고 며느리한테 대리권도 이미 주었어요. 그 아이는 물론이고 선생님도 전적으로 믿습니다. 그러니 지금 상황에 대해서는 제 며느리와 말씀을 나누세요. 저는 당신들 두 사람이 저를 위해 가장 좋은 결정을 내려줄 거라 생각합니다. 제가 굳이 함께 참석할 필요는 없어요." 이에 며느리와 의사는 상담을 통해 심장박동기 체내 부착을 포기하기로 결정하였고 몇 주 후 R 부인은 수면

중 심장마비로 숨을 거두었다.

임종에 있어서 위 두 사례의 진행과정은 극단적이라 할 정도로 차이가 있으면서도 공통된 기본 특색을 보이는데, 그것은 바로 두 경우 모두 당사자의 기본적인 태도가 서로 일치한다는 점이다. 앞서 언급한 바와 같이 자율성이 곧 결정력의 강요를 의미하는 것은 아니다. 제3자에게 결정권을 양도함으로써 자율성을 행사할 수도 있다.

현실에서 유사한 형태를 자주 접할 수 있는 위 두 사례는, 모든 의사들에게 놓여진 (환자의) 자율성과 (의사의) 배려라는 갈등 영역의 극단적 사례이기도 하다. 실제로 모든 사람들은 모든 상황에서 의사가 자신의 자율성을 존중하고 결정하는 데 도움을 주기를 바란다. 하지만 이 두 내용 즉, 자율성과 배려가 합쳐진 '혼합적 관계'는 환자의 성격이나 이력, 나이, 병의 진행 상황에 따라 매우 상이할 수 있다.

이러한 상황을 도표화하면 위에서 언급한 갈등 영역이 좀 더 확실해진다.

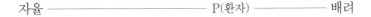

자율 ——————————————— P(환자) ——————— 배려

P는 심각한 질병으로 의사를 찾은 환자를 뜻한다. 65세의 여환자는 기본적으로 의사를 믿기는 하지만 치료 결정에 있어서 의사가 자신을 조금만 배려해 동참시켜주기를 원했고 만일 위험

한 상황이라면 혼자 결정하기보다는 의사에게 마지막 결정권을 넘길 생각이 있었다.

그녀의 가정의는 2년전 정년퇴직을 했고 후임 젊은 의사는 매우 열정적인 일반의로 의과대학에서 완화치료의학을 필수과목으로 1년간 수강한 의사였다. 따라서 환자의 자율성을 존중해 환자가 자율적인 결정을 내릴 수 있도록 돕는 것이 중요하다는 사실을 알고 있었고 환자를 돕고야 말겠다는 맹목적인 선의로 똘똘 뭉쳐 환자를 맞이하였다.

독자들도 이미 예상할 수 있듯이 바로 여기서 문제가 발생하는데 이를 다시 도표화하면 놀랍게도 이 갈등 영역에 환자만 위치하는 것이 아니라 의사 역시도 자리를 차지한다는 것이다. 이로써 새로운 상황이 발생하게 된다.

자율 ——— A(의사) ——————— P(환자) ——— 배려

보다시피 두 위치 사이에는 상당한 거리가 있다. 자신의 목표에 더 가까이 서 있으면서 어떻게 환자에게 좋은 의사가 될 수 있겠는가? 첫눈에 봤을 때는 의사가 환자쪽으로 움직이기만 하면 된다고 생각할 수 있지만, 그것은 의사가 환자의 자율성과 의사의 역할에 관한 기본신념을 바꿔야 한다는 것을 의미하며 새로운 환자가 생길 때마다 이를 반복해야만 한다는 뜻이다. 이는 확실히 불가능하기도 하고 꼭 그래야만 하는 것도 아니다. 의사가 대학시절 학업과 전문지식을 바탕으로 갈등 영역에 대해 이

미 알고 있고 자신이 한 부분을 차지한다는 것도 알고 있다는 것을 예상할 수 있다. 이 말은 즉, 의사는 자신의 기본신념을 바꿀 필요없이 그 신념을 근거로 자신에게 적합하고 자율성과 배려가 필수인 '혼합적 관계'를 모든 환자와 나눌 가능성이 있다는 뜻이다. 이를 도표화하면 아래와 같다.

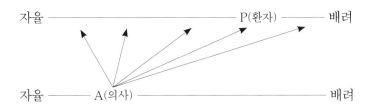

이러한 태도는 의사가 이 갈등 영역 내 자신의 자리에서(환자들은 제대로 인식하지 못하는 경우가 많지만) 모든 환자에게 귀 기울이고 환자 각자의 상황에 맞게 상담하고 지원해줄 수 있는 상태일 것을 전제조건으로 한다. 여기에서 필요한 것이 적극적인 청취와 충분한 공감능력인데, 이 두 가지 특성은 의대 수업을 통해 향상될 수 있는 내용이 아니다. 지금까지 의사의 업무는 단순화되어 설명되어 왔지만 실상은 훨씬 어렵고 복잡한 내용이다.

게다가 이런 상황에서 오롯이 혼자인 환자는 극히 드물다. 이미 앞서 살펴본 바와 같이 가족이나 친지들과 사회적 환경이 추가적으로 개입된다. 모든 가족과 친지들은 갈등 영역에서 환자의 위치와는 확실히 떨어진 곳에 제각기 한 자리를 차지하게 되는데, 이 때문에 관련자들 간에 심각한 갈등을 불러 일으킬 수도 있다. 이러한 갈등을 인지하고 조심스러운 접근을 통해 갈등 요인을 잠재워 서로간의 소통을 위한 좋은 기반을 형성하는 것 또한 의사의 업무이다.

다른 한편으로 사람은 정형화된 구성물이 아님을 절대 간과해서는 안된다. 우리는 끊임없이 변화하고 있고 이에 맞춰 시각도 발전을 거듭하다 가끔 극적 반전을 일으키기도 한다. 특히 절박한 상황에 닥치면 사람들은 이제까지 삶의 우선순위를 밑바닥부터 완전히 새롭게 정렬하면서 삶의 본질을 개선시키기도 한다.[1] 이를 앞선 상황에 결부시켜보자면 환자는 병이 진행되는 동안 갈등 영역에서의 위치를 확실히 전위시킬 수 있다는 뜻이다. 질병 초기에는 자율성에 많은 공간을 요청했던 사람들도 나중에는 더 많은 배려를 필요로 하거나 혹은 (아주 드물지만) 그 반대의 상황이 될 수도 있다.

이는 의사가 수십 년간 알고 지내는 환자라 할지라도 자신을 찾아왔을 때 중병을 앓고 있지 않는 이상, 과연 오늘 이 환자가 자율성과 배려 중 바라는 것이 무엇인지 확신할 수 없다는 의미이기도 하다. 간단히 말해 의사는 환자가 현재 어느 위치에 서 있는지 끊임없이 관찰하고 바로 그 위치에서 환자를 맞이해야 한다. 물론 신경을 많이 써야 하는 일임에는 틀림없지만 이는 매우 의미있는 일이며 모든 의사들의 기본 행동원칙이기도 하다. 1851년 덴마크 철학자 쇠렌 키르케고르Søren Kierkegaard는 이러한 원칙을 모방하기 어려운 방식으로 정식화했다. 그는 다음과 같이 썼다.

누군가를 돕고 싶다면 우선 그 사람이 지금 어디에 있는지를 찾아야 하는데 이것이 바로 배려의 비밀이다. 만일 이러한 배려를 할 수 없다면 우리가 다른 사람을 도울 수 있다는 생각은 그저 환상에 지나지 않는다. 누군가를 돕는다는 것은 내가 그를 더 이해한다는 뜻이 포함되지만 그보다 먼저 그가 이해하는 것이 무엇인지를 이해해야만 한다. 그렇지 않은 이상 나의 이해심은 아무 소용이 없다. 그럼에도 내가 더 많이 알고 있다는 것을 알린다는 것은 실상 그를 돕겠다기보다는 나는 그만한 가치가 있는 혹은 자부심이 있는 사람이므로 내게 감탄해주기를 바라는 것이다.

모든 진정한 도움은 겸손의 행위에서 시작된다. 도움을 주려는 사람은 먼저 돕고자 하는 사람에게 겸손을 보여야만 하고 이를 통해 돕는다는 것은 지배하는 것이 아니라 헌신하는 것임을 이해해야만 한다. 누군가를 돕는다는 것은 지배욕이 아닌 인내력이다. 누군가를 돕는다는 의미는 부당한 일을 당할 수도 있다는 것과 다른 사람이 이해하는 것을 정작 본인은 이해하지 못한다는 사실을 인정하고 수용하는 자세를 지니고 있다는 뜻이다.[2]

자율성과 자주성

자율성에 대한 고찰을 통해 우리가 확인할 수 있는 것은 자신의 결정권을 타인에게 양도하는 것도 자율성에 속한다는 사실이다. 독일의 철학자 게르노트 뵈메Gernot Böhme는 여기서 한걸음 더 나아가 매우 흥미진진한 사고를 펼쳤는데, 말 뜻 그대로 자의로 자신에게 부여된 자율성의 전부 혹은 일부를 포기하는 것 또한 자율성의 특별한 형식 중 하나일 수 있다는 것이다. 많은 사람들은 '누군가의 돌봄에 구속'되는 상황을 엄청나게 두려워하며, 몇몇 사람들은 타인에게 신체를 맡기고 도움을 청해야 한다는 생각만으로도 벌써 자의임종suicide 욕구를 느끼게 된다. 이에 대해 게르노트 뵈메는 "도대체 왜?"라고 질문을 던지고 있는 것이다.

실제로 여자보다는 통상 남자가 의존 상태에 대한 두려움을 감정적으로 빨리 극복하는데, 이 두려움에는 고유한 자주성 상실, 치부의 노출, 약점의 인정과 도움의 필요성에 대한 인정 그리고 머지않은 죽음에 대한 자각 등이 포함된다. 건강한 사람이라면 "그런 일이 생기기 전에 끝내버리면 되지"라며 이런 불편한 생각을 한쪽으로 치워버리기 쉬운데 그것은 비록 말로 표현하지는 않았더라도 삶의 마지막장을 사전에 무의미하다고 덮어버리는 것이나 마찬가지다.

게르노트 뵈메는 바로 이때 다른 길 즉, 나이와 질병 그리고 죽음의 불가피성을 통찰하여 삶의 마지막 단계에 놓인 기회를 붙잡을 방법이 없는지 질문한다. 그밖에도 다른 사람에게 협조한다는 생각으로 나를 돕도록 놔두고 이를 기꺼이 받아들이려는 자세를 언급했는데 이러한 특별한 자세를 게르노트 뵈메는 "자주성"이라고 표현하였다. 물론 이것이 모든 사람에게 적용되는 이상적 해결방안은 아니다. 하지만 몇몇 사람들에게는 한번 따라 해보는 것도 괜찮을 흥미로운 사고임에는 틀림없다.[3]

맺음말

지금껏 관찰한 바와 같이 임종단계의 자율성은 단순히 사망 순간의 선택에 대한 자유를 넘어서는 훨씬 다양한 의미를 지니고 있으며, 완화치료의학과 마찬가지로 죽음보다는 확실히 삶과 더 많은 관련이 있다. 각양각색의 사람들이 있는 것처럼 자율성과 '존엄사'에도 수많은 형태가 있으며 이들이 각각 보유한 고유의 권리를 의심할 자격이 있는 외부인은 아무도 없다. 왜냐하면 이러한 권리는 대체할 수 없는 개개인의 인생사를 비롯하여 그들 인생의 정점과 나락, 좌절과 책임, 변화하고 유지해온 인간관계, 가치관과 세계관 등에 뿌리를 내리고 있기 때문이다. 따라서 다원주의 사회에서 타인의 자유에 저촉되지 않는 한 이러한 자율성의 실행을 법으로 강제할 근거는 없다.

개인의 자유를 보장하는 것보다 훨씬 더 중요하며 또한 그 보장을 위해서라도 더욱 중요한 전제조건은 바로 임종단계에서 우리 모두가 맞닥뜨리게 될 주변환경인데 이러한 주변환경을 만들기 위해서는 우리 각자 나름의 책임이 뒤따른다. 우리가 인생을 어떻게 살아가고 인간관계를 어떻게 관리하며 어디에 우선가치를 두고 있는지, 특히 힘들고 어려운 상황에서 우선가치가 어떻게 변화하는지에 따라 각자의 주변환경이 설정되기 때문이다. 이는 대개의 사람들이 인생을 회고할 때 가장 중요하게 생각하는 부분이기도 하다.

임종단계의 전반적 조건에 대한 우리 완화치료 의료진을 포함한 사회 전체의 책임도 물론 존재한다. 양로원과 요양시설에서의 인간적인 노동조건과 실제적 임상완화치료, 전반적으로 충분한 재정이 지원되는 완화치료 및 호스피스 케어 그리고 사회연대단체(불우이웃돕기단체나 노인주거공동체 등)의 지원 등은 실제 스스로 임종을 결정하는 데 있어 가장 시급히 요구되는 조건이지만 아직까지 정립이 요원한 전제조건이기도 하다.

결국 우리에게 무엇보다 필요한 것은 경제적 관점을 1순위로 생각하지 않는 보건 시스템으로, 사람이 더이상 이윤추구 목적으로 이용되지 않고 환자의 두려움과 희망, 지극히 개인적인 우선순위와 사회적 관계를 업무의 중심에 두는 시스템이다. 물론 이런 생각이 감상적이고 유토피아적이라는 것은 알고 있다.

임종을 스스로 결정하는 것은 우리 모두가 해야만 하는 일이다. 반면 자율적으로 죽는다는 것은 우리가 원한다면 가능하다. 그러기 위해서는 먼저 그 말이 우리 각자에게 정확히 무엇을 의미하는지 찾아내야 한다. 대답은 아마 무궁무진할 것이고 시간이 흐름에 따라 제각기 변할 수도 있을 것이다. '스스로 결정하는 죽음'이 자신을 스스로 죽이거나 죽이도록 만들 수 있는 권리보다는 훨씬 더 큰 의미를 지닌 사회에서 모든 인간이 경제상황이나 잠재능력과 관계없이 죽을 때까지 동일하게 존중받을 수 있고, 릴케의 뛰어난 묘사처럼 각자의 목표에 도달하는 것이 가능

한 사회를 이루기 위해 우리 모두 각자 한발짝 더 스스로에게 책
임을 져야 할 것이다.

오 주여, 모든 이에게 그들만의 죽음을 허락하소서
죽음, 그들의 인생으로부터 가는 곳
사랑이 있었고 의미와 고뇌로 점철되었던 그곳으로부터.[4]

감사의 말

감사하다는 말을 한다는 것은 참으로 아름다운 일이다. 물론 누군가를 빠트릴 수 있는 위험이 있기에 이 부분에 대해서는 먼저 양해를 구하고 싶다.

가장 먼저 가족에게 진심으로 감사를 전하고자 한다. 지난 몇 개월 동안 모든 시간을 글쓰는 작업에만 매달린 내게 아내 크리스티아네와 딸 사라가 보여준 끝없는 인내심에 깊이 감사드린다. 특히 아내 크리스티아네는 법률 분야뿐만 아니라 다방면에서 지극히 귀중한 자료를 이 책에 제공해 주었다.

7장에서 소개한 법률안을 함께 발전시키고 공동작업한 내용을 이 책에 기재할 수 있도록 허락해준 동료들 Ralf Jox, Jochen Taupitz, Urban Wiesing에게 특히 감사의 마음을 전한다. 우리의 공동작업은 내게 많은 가르침을 준 참으로 멋진 시간이었다.

이 책의 주제와 관련하여 중요한 조언을 해주고 다양한 아이디어와 사례를 제공해준 많은 친구와 동료들 Martin Angele, Johanna Anneser, Thomas Barth, Christian Bernet, Michel Beauverd, Monika Führer, Claudia Gamondi, Konrad Hilpert, Gertrud Krauß. Wolfgang Putz, Traugott Roser, Ulrich Schroth, Maria Wasner 그리고 Andrea Winkler에게도 감사드린다.

이러한 주제에 관한 분석에 있어 나와는 시각이 다르지만 선입견 없이 대화에 응할 자세가 되어 있는 사람들과 끊임없이 의견을 나눌 수 있어야만 앞으로 나아갈 수가 있다. 많은 배움을 주고 토론에 참여해준 Stefan Bauberger, Susanne Breit-Keßler, Martin Fegg, Eckhard Frick, Peter Fuchs, Alois Glück,

Karl Kardinal Lehmann, Sanine Leutheusser-Schnarrenberger, Armin Nassehi, Stephan und Viktoria Schmidheiny, Oliver Tolmein, Willi Vossenkuhl, Friedrich Kardinal Wetter, 그리고 로잔에 있는 동료들, Lazare Benaroyo, Helene Brioschi-Levi, Thierry Currat, Pierre-François Leyvraz, Cosette Odier, Beatrice Schaad, Jean-Blaise Wasserfallen에게 감사드린다.

특히 든든한 지원과 건설적 비평을 아끼지 않아준 편집고문 Stefan Bollmann에게 특별히 감사드린다. 이 책이 발간될 수 있도록 다방면에서 도움을 주고 뛰어나 프레임워크를 만들어내준 C.H.Beck 출판사와 교정에 도움을 준 Gerog Nollert, Angelika von der Lahr에게도 감사를 보낸다.

마지막으로 가장 크게 감사해야 할 사람들은 바로 환자들과 가족들이다. 임종단계를 함께 할 수 있도록 허락해주고 어려운 결정에 대한 의혹과 두려움을 솔직하게 알려주었으며 삶과 죽음의 순간 존재하는 소망과 우선가치와 같은 감정의 무한한 다양성을 함께 공유하도록 허락해준 그분들에게 감사드린다. 그분들에게 배운 모든 것이 이 책을 통해 다른 사람들에게 도움이 될 수 있기를 기대하며 이 책을 바친다.

본문의 주

머리말

1 'suicide'는 각 나라의 언어로 번역할 수 있는 '자살自殺'이라는 용어 대신 'suicide' 자체를 국제용어로 사용하자는 저자의 뜻을 존중하여 이 책에서는 '자의임종'이라는 한글표기와 suicide를 병기한다. 이와 관련해서는 본문 90쪽을 참조할 것(역자 주)

2 존엄사 법 규정은 아직 제정되어 있지 않다(역자 주).

1장

1 독일연방통계청, 〈2050년까지의 독일 인구Bevölkerung Deutschlands bis 2050〉, www.destatis.de

2 〈모든 연령을 세다: 연방정부의 인구통계학 정책-상세판Jedes Alter zählt. Die Demografiestrategie der Bundesregierung-Landfassung〉, www.bundesregierung.de/Content/DE/_Anlagen/Demografie/ demograiestrategie-langfassung.pdf

3 이 책에서 소개하는 모든 사례는 실제 사건을 근거로 한다. 관련자들의 익명성 보장을 위해 몇 가지 내용은 수정하였다.

2장

1 지안 도메니코 보라시오, 《죽음에 관하여Über das Sterben: Was wir tun können. Wie wir uns darauf einstellen》, 제7장, 2012.

2   Jox RJ, Schaider A, Marckmann G, Borasio GD, "Medical futility at the end of life: the perspectives of intensive care and palliative care clinicians", *Journal of Medical Ethics*, 2012, 38권, 540-545쪽.

3   Sampson EL, Candy B, Jones L, "Enteral tube feeding for older people with advanced dementia", *Dochrane Database of systematic Reviews*, 2009 15. April, 2권, CD007209.

4   상세한 내용은《죽음에 관하여》제 6장 참조.

5   관련 사례는 인터넷에서 검색어 "Do Not Resucitate tatoo"를 입력하면 쉽게 찾을 수 있다.

6   여호와의 증인들도 그들의 신념을 미성년 자녀들에게까지 적용시킬 수는 없다. 의료상 긴급한 수혈 지시가 있을 경우 이 조치가 실행되는 동안 부모의 친권은 일시 박탈된다.

7   De Ridder M, *Wie Wollen wir sterben?*, München: DVA, 2010.

8   음식물의 인공적 투입을 중지하면 혼수상태 환자들이 갈증과 굶주림으로 고통스러워 할 것이라는 사람들의 흔한 걱정은 신경학적 관점에서 볼 때 전혀 근거가 없다. 굶주림과 갈증이라는 주관적 감정이 생겨나는 데 반드시 필요한 뇌활동이 이 환자들에게는 중지되었기 때문이다.

9   《죽음에 관하여》, 제8장, 155쪽 이하 참조.

10 독일연방 민법 제1901b조,〈환자의 의지를 확인하기 위한 상담〉.
(I) 치료를 담당하게 된 의사는 환자의 전반적 상태와 예측 징후를 고려하여 어떠한 의료적 조치를 지시했는지 심사한다. 동법 제1901a조에 의거, 이에 적합한 결정이었음을 근거로 하는 환자의 의지를 반영하여 의사와 (환자) 보호자는 그 조치에 관해 논의한다.

11 예) 독일연방의회 원내 교섭단체 연맹의 장애인정책 대변인이자 추후 독일연방정부의 장애인 대변인인 후베르트 휫페가《프랑크푸르트 일보》에 게재한 2005.03.23일자 기사,〈혼수상태 환자는 죽어가고 있는 것이 아니라 장애를 앓고 있는 것이다Wach-koma-Patienten sind behindert, nicht sterbend〉.

12 지안 도메니코 보라시오,〈의사의 관점에서 본 임종단계 환자의 처치와 결정: 2009년 논쟁에 관하여Patientenverfügungen und Entscheidungen am Lebensende aus ärztlicher Sicht. Zur Debatte 2009〉, 4호, 45-47쪽; Tarquinio M,〈(자연적으로) 죽은 것이 아니라 살해되었다Non morta, ma uccisa〉, 2009.2.10일자 *L'Avvenire* 논설.

13 2011년 2월 발표한 죽음으로의 동행에 관한 독일연방의사회의 새로운 기본

원칙 (《독일의사협회Deutsches Ärzteblatt》 Jg. 108, 7권, 346-348쪽)은 혼수상태 환자와 관련하여 2004년 버전 즉 "따라서 인위적인 영양공급을 포함한 연명치료는 원칙적으로 제공되어야 한다"는 내용과는 반대로 "치료유형과 범위는 의사의 의학적 요건에 의거하여 책임을 진다. 지속적인 의식의 침해만으로는 연명조치 중단을 정당화할 수 없다"고 규정하였다. 이 사실은, 부가 문장에 언급된 제한에도 불구하고 혼수상태 환자의 연명치료를 위한 치료의의 (의학적) 요건 설정에 개인적 해석의 임의권한을 인정하는 방향으로 한걸음 나아간 것으로 볼 수 있다.

14 Bruno MA, Laureys S, Demertzi A, "Coma and disorders of consciousness", *Handbook of Clinical Neurology*, 2013, 118권, 205-213쪽.

15 Payne LM, "Guérir quelquefois, Soulager souvent, Consoler toujours", *British Medical Journal*, 1967, 4권, 47-48쪽.

16 Kammertöns HB, Lebert S, 〈나는 죽음을 증오한다Ich hasse den Tod〉, 브루노 라이햐르트 교수와의 인터뷰, 2007.6.7일자, 《차이트》, no.24.

17 《죽음에 관하여》, 제4장, 제10장 참조.

18 Klinkhammer G, Richter-Kuhlmann E, 〈사망과 죽음-이제 더이상은 금기가 아니다Tod und Sterben-kein Tabu mehr〉, 《독일의사협회》, 2012, Jg. 109, A2239-A2242.

19 Van der Heide A, Deliens L, Faisst K, Nilstun T, Norup M, Paci E, van der Wal G, van der Maas PJ; EURELD consortium, "End-of-life decision-making in six European countries: descriptive study", *The Lancet*, 2003, 362권, 345-350쪽.

20 Bourke SC, Tomlinson M, Williams TL, Bullock RE, Shaw PJ, Gibson GJ, "Effects of non-invasive ventilation on survival and quality of life in patients with amyotrophic lateral sclerosis: a randomised controlled trial", *The Lancet Neurology*, 2006, 5권, 140-147쪽.
Verse T, Bodlaj R, de la Chaux R, et al., ArGe Schlafmedizin der Deutschen Gesellschaft für Hals-Nasen-Ohren-Heilkunde, Kopf- und Hals-Chirugie(이비인후학독일협회의 수면의학연구회, 두경부외과학Head and neck surgery), 초안: 성인의 폐쇄성 수면 무호흡 질환 치료, HNO 2009, 57권, II장, 1136-1156쪽.

21 Jox RJ, 《죽도록 놔두기: 임종에 있어서의 결정에 관하여Sterben lassen. Über Entscheidungen am Ende des Lebens》, Hamburg: Wowohlt Taschenbuch Verlag, 2013, 237-259쪽.

3장

1   호흡 곤란시 모르핀의 투여에 관한 상세 내용은《죽음에 관하여》, 제7장 참조.

2   Pius XII, "Address to Delegates tot he Ninth National Congress oft he Italian Society oft he Science of Anesthetics", *Catholic Mind*, 1957, 55권, 260-278쪽.

3   "하나의 동일한 행위가 두 가지 효과 즉, 그중 하나는 의도한 것이고 다른 하나는 의도한 바를 벗어날 수 있다. 그러나 관습적인 행동들은 그들의 특성을 의도한 곳에서만 받아들이고 의도하지 않았던 곳에서는 수용하지 않는다." (토마스 아퀴나스, *Summa Theologiae* 2, 2 q.64 a.7)

4   "죽음을 앞둔 환자의 명확한 혹은 추론가능한 자기의지에 상응하여 의사가 제공한 통증완화용 약품은 의도하지는 않았으나 사망 시기를 앞당길 수도 있는 불가피한 부작용을 감수했다 하더라도 허용되지 않은 것은 아니다." 1996.11.15일자 독일연방재판소 판결(사건번호: 3 형법 79/96).

5   이 두 개의 상태가 현실에서 항상 서로 깔끔하게 분리되지만은 않는다는 논지는 거부할 수 없는 사실이다. 여기서 다시 한번 윤리적-법적 논거와 임상 현실의 차이점을 볼 수 있다. 양측 시각 모두 그들 나름의 정당성이 있다. 복잡한 생존 상황들을 이렇게 분석하고 경우에 따라 단순화하여 거기에서 일반 대중에게 구속력 있는 규정들을 도출해내는 능력이 없다면 법률 시스템은 존재할 수 없다.

6   Lakotta B, 〈임종 침상의 비디오Video aus dem Sterbezimmer〉,《슈피겔》, 2014/19호, 102-103쪽.

7   Sykes N, Thorns A, "The use of opioids and sedatives at the end of life", *Lancet Oncology*, 2003, 4권, 312-318쪽.

8   Edwards MJ, "Opioids and benzodiazepines appear paradoxically to delay inevitable death after ventilator withdrawal", *Journal of Palliative Care*, 2005, 21권, 299-302쪽.

9   상세 내용은《죽음에 관하여》, 제4b장 참조.

10 Maltoni M, Scarpi E, Rosati M, Derni Sm Fabbri L, Martini F, Amadori D, Nanni O, "Palliative sedation in end-of-life care and survival: a systematic review", *Journal of Clinical Oncology*, 2012, 30권, 1378-1383쪽.

11 Müller-Bsuch HC, Andres I, Jehser T, "Sedation in palliative care-a critical analysis of 7 years experience", *BMC Palliative Care, 2003*, 2권, 1판. online: www.biomedcentral.com/1472-684X/2/2

12 Dumont S, Blondeau D, Turcotte V, Borasio GD, Currat T, Foley RA, Beauverd M, "The Use of Palliative Sedation: A Comparison of Attitudes of French-

Speaking Physicians from Quebec and Switzerland", *Palliative and Supportive Care*, 2014.5, 1-9쪽(온라인 및 인쇄물로 출간).

13 상세 내용은 《죽음에 관하여》, 제7장 참조.

14 Müller M, Schöch H, 〈루게릭병 환자의 존엄사에 관한 법률적 견해Juristische Stellungnahme zur Sterbehilfe bei amyotropher Lateralsklerose〉, 《의학윤리잡지Zeitschrift für medizinische Ethik》, 1994, 40권, 321-326쪽.

4장

1 DVD 구매 가능, http://icarusfilms.com/cat97/a-e/death_on.html

2 O'Brien T, Kelly M, Saunders C, "Motor neurone disease: a hospice perspective", *British Medical Journal*, 1992, 304권, 6825호, 471-473쪽.

3 Neudert C, Oliver D, Wasner M, Borasio GD, "The course oft he terminal phase in patients with amyotrophic lateral sclerosis", *Journal of Neurology*, 2001, 248권, 612-616쪽.

4 일반적으로 '촉탁살인'이라는 줄임말로 흔히 사용되나 대한민국 형법 제252조에 규정한 바와 같이 법률상 정확한 용어는 '촉탁에 의한 살인'이다(역자 주).

5 Schroth U, 〈형법적 문제로서의 자의임종 보조Sterbehilfe als strafrechtliches Problem〉, *Goltdammers Archiv*, 2006, 549-572쪽.

6 KNMG/KNMP richtlijn: Uitvoering euthanasie en hulp bij zelfdoding. Onlinter: www.knmp.nl/dounloads/medicijnen-zorgverlening/overig/euthanasie/richlijn-uitvoering-euthanasie-en-hulp-bij-zelfdoding.pdf

7 Jüttner J, 〈78세 노인에 대한 살인죄 재판-유언Mordprozess gegen 78-Jahrigen - Der letzte Wille〉, 《슈피겔》 온라인판, 2013.5.16. www.spiegel.de/panorama/justiz/a-900293.html

8 Borasio GD, Weltermann B, Voltz R, Reichmann H, Zierz S, "Einstellungen zur Patientenbetreuung in der letzten Lebensphase: Eine Umfrage bei neurologischen Chefärzten", *Nervenarzt* 2004, 75권, 1187-1193쪽.

9 Onwuteraka-Philipsen BD, van der Heide A, Koper D, Keiji-Deerenberg I, Rietjens JA, Rurup ML, Vrakking AM, Geroges JJ, Muller MT, van der Wal G, san der Maas PJ, "Euthanasia and other end-of-life decisions in the Netherlands in 1990, 1995, and 2001", *The Lancet*, 2003, 362권, 9381호, 395-399쪽.

Chambaerte K, Rietjens JA, Smets T, Bilsen J, Deschepper R, Pasman HR, Deliens L, "Age-based disparities in end-of-life decisions in Belgium: a population-based death certificate survey", *BMC Public Health*, 2012, 18권, 12호, 447번 기사.

10 〈벨기에: 아동에 대한 자살 보조를 법률화한 국회의원들Belgien Abgeordnete legalisieren Sterbehilfe für Kinder〉,《차이트》온라인판, 2004.2.23. www.zeit.de/gesellschaft/zeitgeschehen/2014-02/belgien-sterbehilfe-kinder-abstimmung

11 Groh G, Feddersen B, Führer M, Borasio GD, "Specialized home Palliative Care for Adults and Children-Differences and Siliarities", *Journal of Palliative Medicine*, 2014, 17권, 803-810쪽.

12 DVD 구매 가능, www.ikarus-film.de

13 Mary G, 〈미성년자를 위한 존엄사: 나는 지금까지 청소년이 능동적인 존엄사에 대해 질문하는 것을 본 적이 없습니다Sterbehilfe für Minderjährige: Ich habe noch nie erlebt, dass ein Jugendlicher nach aktiver Sterbehilfe gefragt hat〉, 모니카 퓌러 교수 인터뷰,《슈피겔》온라인판, 2014.2.13. www.spiegel.de/panorama/a-952817.html
Simon V, 〈죽음에의 요청-구조해달라는 외침Todeswunsch als Hilfeschrei〉, 보리스 체르니코프 교수 인터뷰, *SZ* 온라인판, 2014.2.14. www.sueddeutsche.de/leben/I.I888627

5장

1 Simon A, Lipp V, Tietze A, Nickel N, van Oorschot B, 〈임종의 의학적 결정과 조치에 관련한 독일 후견판사들의 견해: 독일연방 전체에 걸친 첫번째 설문조사Einstellungen deutscher Vormundschaftsrichterinnen und; richter zu medizinischen Entscheidungen und Maßnahmen am Lebensende: erste Ergebnisse einer bundesweiten Befragung〉,《의료법Medizinrecht》, 2004, 제6권, 303-307쪽.

2 독일에서의 모든 논의들은 '굴복한 인생의 생명(나치 시대의 피해자들을 의미)'이라는 개념과 결합되어 처음부터 나치즘의 만행에 대한 암시로 초토화돼버리는 상황이다. 물론 이러한 사실은 충분히 공감할 수는 있지만 임종의 결정에 관한 절제되고 조화로운 토론을 위해서 반드시 도움이 된다고는

볼 수 없다.

3 《죽음에 관하여》, 제9장의 수정본.

4 Utler S, 〈튜브를 자르세요!Schneiden Sie den Schlauch durch!〉, 《슈피겔》
온라인판, 2010.6.2, www.spiegel.de/panorama/gesellscahft/a-698069.html

5 Utler S, 〈법률의 혁명Recht revolutionär〉, 《슈피겔》 온라인판, www.spiegel.de/
panorama/gesellscahft/a-702945.html

6 독일연방재판소, 2010.6.25일, 제2형사부의 판결, 사건번호 2 형법454/09,
www.bundesgerichtshof.de

7 《죽음에 관하여》, 제4b장 참고.

8 Federazione nazionale degli ordini die medici chirughi e degli odontoiatri
(FNOMCEO): Codice di deontologia medica (2006.12.16). Art. 16:
Accanimento doagnostico-terapeutico – Il medico···deve astenersi
dall'ostinazione in trattamenti dianostici e terapeutici da cui non si possa
fondatamente attendere un beneficio per la salute del malato e/o un
miglioramento della qualit`a della vita. http://ape.agenas.it/documenti/
provider/Medici_FNOMCEO.pdf
개념의 문제성은 이제 이탈리아의사협회에도 인식되어 2014년 새로운
윤리헌장에는 '관련 없는 진단학상의 프로세스와 치료학상의 개입Procedure
diagnostiche e interventi terapeutici non proporzionati'이라는 용어로
대체되었다. 새로운 헌장은 sss.fnomceo.it에서 찾아볼 수 있다.

9 이탈리아와 프랑스에서는 이 주제와 관련하여 다수의 책들이 출간되었다.
Barcaro R, *Dignità della morte. Accanimento terapeutico ed eutanasia*. Napoli:
Edizioni Scientifiche Italiane, 2012.
Broussouloux C, *De l'acharnement theérapeutique à l'euthanasie*, Paris: Robert
Laffont Editeur, 1999.

10 〈웰비의 장례를 거부한 가톨릭교회Katholische Kirche verweigett Beerdigung
für Welby〉, 《슈피겔》 온라인판, 2006.12.22. www.spiegel.de/panorama/
gesellschaft/a-456392.html

11 Pavanelli L, "La dolce morte di Karol Wojtyla", *MicroMega* online, 2009.2.23.
http://temi.repubblica.it/micromega-online/la-dolce-morte-di-karol-wojtyla/

12 개인적인 생각으로 '자살'이라는 단어를 아직 인정할 수 있는 유일한 예외는
'자살테러범'이다. 그들은 실제로 죄없는 사람들을 살해하는 수단으로 자살을
이용하기 때문이다.

6장

1 F씨의 젠틀한 면을 강조하기 위해 저자가 의도적으로 사용한 호칭이다(역자 주).

2 Jakobs G, 《촉탁살인, 안락사 그리고 형법시스템Tötung auf Verlangen, Euthanasie und Strafrechtssystem》, München: C.H.Beck, 1998, 5쪽.

3 뮌헨 검찰 I, 2010.7.30일자 처분-사건번호 125 Js II736/09.

4 데겐도르프 지방법원, 2013.9.13일자 결정, 사건번호 I Ks 4 Js 7438/II. www.burhoff.de/insert/?/asp_weitere_beschlusse/inhalte/2495.htm

5 Sampedro R, Cartas desde el infierno, Barcelona: Planeta, 2005.

6 저자의 개인적인 강조.

7 엑시트(www.ext.ch)는 스위스에서 공익단체로 인정되고 있으나 디그니타스의 경우는 그렇지 않아 웹사이트(www.dignitas.ch)에 "절대 상업적 이해를 추구하지 않는 단체"라고 명시해두었다.

8 Exit deutsche Schweiz, 〈주주총회, 노인자살 찬성GV stimmt pro Altersfreitod〉, 2014.5.24. www.exit.ch/news/details/kommen-sie-zur-gv/
Vögeli D, 〈쉬워진 고령자살? Exit의 불장난Alterssuizid erleichtern? Exits Spiel mit dem Feuer〉, Neue Züricher Zeitung, 2014.5.17. www.nzz.ch/zuerich/kommentare/1.18304153

9 Goverment of Oregon, "Death with Dignity Act - Annual Report 2013", http://public.health.oregon.gov/Provider PartnerResources/EvaluationResearch/DeathwithDignityAct/Documents/year16.pdf

10 Logges ET, Starks H, Shannon-Dudley M, Back AL, Appelbaum FR, Stewart FM, "Implementing a Death eith Dignity program at a comprehensive cancer center", New England Journal of Medicine, 2013, 368권, 15회, 1417-1424쪽.

11 Grill B, 〈밝은 음악만 듣고 싶어요Ich will nur fröhliche Musik〉, 《차이트》, 2005.12.8. www.zeit.de/2005/50/Sterbehilfe

12 응급 완화치료 전문팀은 자택이나 양로원에서 중병 환자와 죽음을 목전에 둔 사람들을 보살핀다. 상세한 내용은 《죽음에 관하여》, 제3장 참고.

13 〈마인츠 리포트: 2014-최소 155건의 조력을 받은 자의임종Report Mainz: 2014-Mindestens 155 begleitete Suizide〉, www.tagesschau.de/inland/sterbehilfe156.html

14 다소 껄끄럽게 들리는 'FVNF'라는 단축용어보다 나는 개인적으로 '죽음을 위한 금식'이라는 동의어를 선호한다. 하지만 '금식'이라는 단어가 종교적 ('금식기간')이면서도 건강학상('회복시 단식')의 연상을 불러일으켜 이 주제에는

걸맞지 않는 것으로 판단하여 사용을 자제하였다.

15 이에 대해 '생의 포만감'이라는 말이 점점 더 자주 사용하고 있는데 개인적으로는 별로 만족스럽지가 않다. 이 용어는 마치 생명이 소모가능한 자산이어서 언젠가는 배 터지게 먹어치울 수 있다라는 인상을 준다.

16 임종단계에서의 식음료에 관한 상세 내용은《죽음에 관하여》, 제6장 참고.

17 Chabot BE, Goedhart A, "A survey of self-directed dying attended vy proxies in the Dutch population", *Social Science & Medicine*, 2009, 68권, 1745-1751쪽.

18 Ganzini L, Goy ER, Miller LL, Harvath TA, Jachson A, Delorit MA, "Nurses' experiences with hospice patients who refuse food and fluids to hasten death", *New England Journal of Medicien*, 2003, 349권, 359-365쪽.

19 Frank C, "Letzter Wille", 2011.5.30일자 *Süddeutsche Zeitung*, 3쪽.

20 Chabot B, Walther C,《임종의 탈출구. 죽음을 위한 금식-식음료의 자발적 포기를 통한 자율적 죽음*Ausweg am Lebensende. Sterbefasten-Selbstbestimmtes Sterben durch freiwilligen Verzicht auf Essen und Trinken*》, München: Reinhardt, 2012.

7장

1 Borasio GD, Jox RJ, Taupitz J, Wiesing U,《죽음의 자율권-삶의 배려. 조력을 받은 자의임종의 법제화를 위한 법률안*Selbstbestimmung im Sterben-Fursorge zum Leben. Ein Gesetzesvorschlag zur Regelung des assistierten Suizids*》, Stuttgart: Kohlhammer, 2014.
스위스 독자를 위한 조언: 이곳에 소개되는 법률안은 오직 독일을 대상으로 작성되었다. 스위스에서는 자의임종 보조에 대한 금지가 이제까지의 역사적 발전에 맞추어볼 때 적합하지 않고 틀림없이 국민들로부터 거부될 것이다. 그럼에도 소개된 몇몇의 제안들, 특히 의사의 역할에 관련하여서는 기존의 '조력을 받은 자의임종 법 규정'에 포함하는 데 논의할 만한 가치가 있을 것이다.

2 자의임종 희망자가 완화치료의학의 충분한 도움을 받지 못함으로써 상황이 완전히 역전하여 자신의 자의임종 희망을 완전히 철회할 수도 있다는 예를 마이어호퍼(여)의 사례에서 볼 수 있다. 그녀의 이야기는 하이드룬 그라우프너가 〈고통과 공포 그리고 죽음*Der Schmerz, die Angst und der Tod*〉이라는 제목으로 2008.3.24일자 *Süddeutsche Zeitung* 3면에 감동적으로

그리고 있다.

3   일부 수정: Gamondi C, Borasio GD, Limoni C, Preston N, Payne S,
    "Legalisation of asisted suicidee: a sagezuard to euthanasia?", *The Lancet*,
    2014, 384권, 127쪽.

4   Borasio GD, Jox RJ, Taupitz J, Wiesing U, 같은 책, 2014.

5   이러한 기계들은 이미 수년 전부터 구입이 가능하다. 이제는 비장애인들조차도
    눈동자 조종을 통해 컴퓨터 작업을 하고 있다.

6   베를린 행정법원, 2012.3.30일자 판결, 사건번호 9K 63.09,
    www.gerichtsentscheidung.berlin-brandenburg.de

7   알렌스박흐 여론조사협회, 〈독일 의사들의 시각에서 본 의사의 조력을
    받은 자의임종과 능동적 존엄사Arztlich begleiteter Suizid und
    aktive Sterbehilfe aus Sicht der deutschen Arzteschaft〉, 2010.7월,
    www.bundesaerztekammer.de/page.asp?his=0,6,5048,8668

8   인간적인 죽음을 위한 독일협회, 〈2003년 11월 포르자-설문조사: 가정의에
    대한 신뢰와 존엄사Forsa-Umfrage vom November 2003: Sterbehilfe und das
    Vertrauen zum Hausarzt〉, www.dghs.de/fileadmin/user_upload/Dateien/
    PDF/Umfage_November_2003.pdf

9   Lindblad A, Lofmark R, Lynoe N, "Would physician-assisted suicidee
    jeopardize trst in the medical services? An empirical study of attitudes
    among the general public in Sweden", *Scandinavian Journal of Public Health*,
    2009, 37권, 260-264쪽.

10 Fegg MJ, Wasner M, Neudert C, Borasio GD, "Personal values and individual
    quality of life in palliative care patients", *Journal of Pain and Symptom
    Management*, 2005, 30권, 154-159쪽.

11 Battin MP, van der Heide A, Ganzini L, van der Wal G, Onwuteaka-
    Philipsen BD, "Legal physician-assisted dying in Oregon and the
    Netherlands: evidence concerning the impact on patients in 'vulnerable'
    groups", *Journal of Medical Ethics*, 2007, 33권, 591-597쪽.

12 2010년 영국의 《이코노미스트》 잡지에 실린 한 보고서에 따르면 임종
    간호의 수준에 있어 벨기에는 5위, 네덜란드 7위, 그 아래로 독일, 미국,
    캐나다 등이 자리하고 있다. 영국, 오스트레일리아, 뉴질랜드와 같은 영연방
    국가들은 맨 앞의 세 자리를 차지하고 있다(출처: www.qualityofdeath.org).
    National Palliative Care Research Center의 보고서에 따르면 오리건 주는
    입원병동에서의 완화치료에 있어 미국 최고의 8대 연방주의 하나에 속한다.

(http://reportcard.capc.org/pdf/state-by-state-report-card.pdf)

8장

1   독일어 번역: Walter A. Aue & 한국어 번역: 김영하.
    ⓒ 원본: J.M. Dent & Sons Ltd., London. 번역본 Walter A. Aue (http://
    myweb.dal.ca/waue/Trans/Thomas-Night.html)
2   Miller BL, "Autonomy and the refusal of lifesaving treatment", *Hastings
    Center Reports*, 1981, 11권, 22-285쪽.
3   의료적 결정에 있어 미성년자도 동의능력을 가질 수 있다. 그러나 결정의
    심각성과 아동/청소년의 성숙도를 기준으로 매 건마다 개별적으로 결정된다.
    비교 서적, Führer M, Duroux A, Jox RJ, Borasio GD, 〈아동 완화치료의학에
    있어서의 임종에 대한 결정: 사례 및 윤리적-법적 분석Entscheidungen am
    Lebensende in der Kinderpalliarivmedizin. Fallberichte und ethisch-
    rechtlihe Analyse〉, 《소아의학잡지*Monataachrift für Kinderheikunde*》, 2009,
    157권, 18-25쪽.
4   칼 라너Karl Rahner의 명언 "미래의 그리스도인은 신비주의자이거나 아예
    존재하지 않을 것이다"를 개인적으로 의역한 것으로 이런 무례를 범한 점에
    대해 이 자리를 빌어 20세기 최고 신학자에게 사죄드린다.
5   Reiter U, 〈내 죽음은 내것이다Mein Tod gehört mir〉, *Süddeutsche Zeitung*,
    2014.1.4, www.sueddeutsche.de/leben/-1.1856111
6   Lahm P, 〈내 삶은 내게 속한 것이다Mein Leben gehört mir〉, 《차이트》,
    2014.7.24.
7   임종의 자율성에 대한 정신과학적·영적 논쟁들에 관한 사례들:
    Wiesemann C, Simon A, 《환자의 자율성: 이론적 기초-실제적
    적용*Patientenautonomie: Theroretische Grundlagen-Praktische
    Anwendungen*》, Münster: mentis-verlag 2013.
    Dabrock P, Klinnert L, Schardien S, 《인간의 가치와 생명의 수호: 신학적
    생명윤리의 도전*Menschenwurde und Lebensschutz: Herausforderungen
    theologischer Bioethik*》, Gütersloher Verlagshaus 2004.
    Faden RR, Beauchamp TL, *The History and Theory of Informed Consent*,
    Oxford: Oxford University Press, 1986.
    Frankfurt HG, 《자유와 자율성. 본문 선별판*Freiheit und Selbstbestimmung.*

Ausgewahlte Texte》, Berlin: Akademie Verlag, 2001.

Sogyal Rinpoche,《삶과 죽음에 대한 티벳 경전*Das tibetische Buch vom Leben und vom Sterben*》, München: Knaur, 2010.

9장

1   World Health Organisation, *National Cancer Control Programmes: policies and managerial guidelines*, WHO, Genf 2002, 83-91쪽.

2   Fegg MJ, Wasner M, Neuder C, Borasio GD, "Personal values and individual quality of life in palliative care patients", *Journal of Pain and Symptom Management*, 2005, 30권, 154-159쪽.

3   Vyhnalek B, Heilmeier B, Borasio GD, 〈수도권 내 전문완화치료응급팀(SAPV)에서 1년Ein Jahr Spezialisierte Ambulante Palliativversorgung(SAPV) im stadtischen Ballungsraum〉, *MMW-Fortschritte der Medizin*, 2011년 6월호, 원본 No.11/2011 (153권), 41-46쪽.

4   Chochinov HM, Hack T, Hassard T, Kristjanson LJ, McClement S, Harlos M, "Dignity therapy: a novel psychotherapeutic intervention for patients near the end of life", *Journal of Clinical Oncology*, 2005, 23권, 5520-5525쪽.

5   Chochinov HM, Hack T, Kristjanson LJ, Breitbart W, McClement S, Hack RF, Hassard T, Harlos M, "Effect of dignity therapy on distress and end-of-life experience in terminally ill patients: a randomized controlled trial", *Lancet Oncology*, 2011, 12권, 753-762쪽.

6   불교적 사고에 따르면 죽음의 순간에 완전한 해탈에 이르고 윤회에서 벗어날 수 있기 위해서는 특별한 조건이 요구되는데 그중에는 실제 명상을 통한 심오한 체험과 임종의 순간에 선명한 의식을 유지하는 것이 포함된다.

10장

1   〈보호감독권에 대한 제3차 수정법률(2009.7.29)〉, 《연방법률》 2009 I No.48, 2286쪽 이하.

2   바이에른주 법무부, 사고, 질병, 노령에의 대비(팜플렛), München: C.H.Beck, 2013. www.verwaltungsservice.bayern.de/dokimente/

onlineservice/1333254171. 팜플렛에는 '중병인 경우에 대한 보강된 사전의료의향서'가 별도의 양식으로 포함되어 있다.

3 독일연방의사협회, 〈의사들의 임종간호에 관한 연방의사협회의 기본원칙Grundsatze der Bundesarztekammer zur arztlichen Sterbebegleitung〉, *Deutsches Ärzteblatt*, 2011, Jg. 108, A346쪽 이하.

4 독일연방 법무 및 소비자 보호부처, "사전의료의향서" (팜플렛, 2014.1월 기준). www.bmjv.de/DE/Themen/Gesellschaft/patientenverfuegung/patientenverfuegung_node.html

5 Borasio GD, Jox RJ, Heßler HJ, Meier C, 〈사전의료의향서 법률화로 인한 결과Patientenverfugung. Was hat das Gesetz gebracht?〉, *Münchner Reihe Palliative Care*, 2011, 7권, Kohlhammer-Verlag: Stuttgart.

6 독일 호스피스·완화치료협회의 발주로 연구단체 Wahlen이 실시한 대표적 설문조사, 2012년. www.dhpv.de/service_forschung_detail/items/2012-08-20_Wissen-und-Einstellungen-zum-Sterben.html

7 Jox RJ, 〈독일에서의 사전의료의향서의 실제적 적용Die Patientenverfugung und ihre praktische Umsetzung in Deutschland〉, 《의학윤리잡지》, 2013, 59권, 4호, 269-283쪽.

8 Hickman SE, Nelson CA, Perrin NA, Moss AH, Hammes BJ, Tolle SW, "A comparison of methods to communicate treatment preferences in nursing facilities: traditional practices versus the physician orders for life-sustaining treatment program", *Journal of the American Geriatrics Society*, 2010, 58권, 1241-1248쪽.

9 in der Schmitten J, Lex K, Mellert C, Rothärmel S, Wegscheider K, Marckmann G, 〈사전의료의향서 프로그램: 양로시설에서의 실행: 지역적으로 규제화된 중재연구Patientenverfugungsprogramm: Implementierung in Senioreneinrichtungen. Eine inter-regional kontrollierte Interventionsstudie〉, 《독일의사협회》, 2014, Jg. 111, 50-57쪽.

10 Escher M, Perneger TV, Rudaz S, Dayer P, Perrier A, "Impact of advance directives and a health care proxy on doctor's decisions: a randomized trial", *Journal of Pain and Symptom Management*, 2014, 47권, 1-11쪽.

11 비교, 《죽음에 관하여》, 제3장.

12 〈여호와의 증인-의사들을 비호하다Zeugen Jehovas nehmen Arzte in Schutz〉, *Frankfurter Rundschau*, 2008.9.8일자. www.fr-online.de/rhein-main/1472796,3400180.html

13 예) 크로이츠낙허 개신교 디아코니의 소책자 〈여호와 증인의 치료에 있어서의 기본원칙〉, "의사가 환자의 생각을 바꾸지 못하였을 경우 수혈은 금지된다. 정신적으로 건강하고 선명한 의식상태인 성인은 자신의 건강에 대한 단독 처분권을 보유한다", www.ehtikkomitee.de/downloads/leitlinie_id_zj.pdf

14 고유의 가치관을 문서화하는 데 관련된 세부사항과 안내지침은 《죽음에 관하여》, 제8장 참고.

15 Detering KM, Hancock AD, Reade MC, Silvester W, "The impact of advance care planning on end of life care in elderly patients: randomised controlled trial", *British Medical Journal*, 2010, 340권, articles C1345.

11장

1 이 사례는 《죽음에 관하여》 10차 개정판에 들어서야 수록되었는데 그 특별한 의미로 인해 이곳에 인용하였다.

2 보험사가 소생 가망 없는 암환자에게 엄청난 비용을 지불하느니 어차피 유사한 연명효과를 보이면서도 훨씬 더 저렴한 완화치료에 비용을 지불하는 것이 경비절감을 볼 것이라는 맥락이다(역자 주).

3 독일연방합동위원회, 〈2012년 SAPV(응급 완화치료 전문) 방침의 실행에 관한 연방복지부의 보고서Bericht an das Bundesministerium fur Gesundheit uber die Umsetzung der SAPV-Richtlinie fur das Jahr〉, 15쪽. www.aok-gesundheitspartner.de/imperia/md/gpp/bund/pflege/palliativ/sapv_bericht_2012.pdf

4 출처 독일연방통계청, www.destatis.de; 스위스 통계청, www.bfs.admin.ch; www.factfish.com

5 이에 관한 최신 사례, Diekmann F, Hengst B, 〈AOK 보험회사의 틀니 관련 로비전쟁: 환자가 의심할 경우에 대처하는 방식Lobby-Streit um AOK-Zahnersatz: Im Zweifel gegen den Patienten〉, 《슈피겔》 온라인판, 2014.7.31일자, www.spiegel.de/wirtschaft/soziales/-a-983365.html

6 Vyhnalek B, Heilmeier B, Borasio GD, 같은 글, 41-46쪽.

7 상세 내용은 《죽음에 관하여》 제3장 참고.

8 Kumar A, Schoenstein M, "Managing Hospital Volumes: Germany and Experiences from OECD Countries", *OECD Health Working Papers*, 2013, No. 64, OECD Publishing, http://dx.doi.org/10.1787/5k3xwtg2szzr-en

9 Borasio GD, 〈생명의 값어치Der Preis des Lebens〉, *Süddeutsche Zeitung*, 2013.6.8, 2면.

10 Temel JS, Greer JA, Muzikansky A et al., "Early palliative care for patients with metastatic non-small cell lung cancer", *New England Journal of Medicine*, 2010, 363권, 733-742쪽.

11 이 시점에서 언급하지 않을 수 없는 것이 최근 스위스의 최대 의료보험사가 완화치료의학의 두번째 교수직을 개설하는데 3백만 스위스프랑을 지원하겠다고 밝혔다는 점이다. 이 성과는 스위스의학학술아카데미의 주도로 이루어졌다.

12 Periyakoil VS, Neri E, Fong A, Kraemer H, "Do Unto Others: Doctors' Personal End-of-Life Resuscitaion Preferences and Their Attitudes toward Advance Directives", *PLOS One*, 2014, 9권, Article e98246.

13 Goodman DC, Esty AR, Fisher ES, Chang CH, "Trends and Variation in End-of-Life Car for Medicare Beneficiaries with Severe Chronic Illness", *A Report of the Dartmouth Atlas of Health Care Projects*, 2011.4.12. www.dartmouthatlas.org/downloads/reports/EOL_Trend_Report_0411.pdf

14 비교, Bartens W,《터무니 없는 상황: 의학이 어떻게 사람을 병들게 하고 나라를 가난하게 만드는지Heillose Zustande: Warum die Medizin die Menschen krank und das Land arm macht》, München: Droemer, 2012.

15 Miller AB, Wall C, Baines CJ, Sun P, To T, Narod SA, "Twenty five year follow-up for breast cancer incidence and mortality oft he Canadian National Breast Scrrening Study: randomised screening trial", *Britsh Medical Journal*, 2014, 348권, Article g366.

16 Biller-Andorno N, Jüni P, "Abolishing mammography screening programs? A view from the Swiss Medical Board", *New England Journal of Medicine*, 2014, 370권, 1965-1967쪽.

17 Grill M, 〈허위의 연구자Die Schein-Forscher〉, *Stern*, 5/2007, 108-112쪽. Techniker Krankenkasse 2006, 〈수백만의 경비에도 불구하고 쓸만한 건 없다: 약품에 대한 양질의 고급 임상 테스트를 요청한 TK-연구소 WINEG(Millionenaufwand und kaum Nutzen: TK-Institut WINEG fordert qualitativ hochwertige Praxis-Tests fur Arzneimittel)〉, 2006.10.29일자 언론보도용 자료.

18 Langton JM, Blanch B, Drew AK, Haas M, Ingham JM, Pearson SA, "Retrospective studies of end-of-life resource utilization and costs in cancer care using health administrative data: A systematic review", *Paliative Medicine*,

2014.

Schütte K, Rentsch A, Schulter U, Folprecht G, 〈완화치료적 화학 항암치료의 공격성과 결장직장암 및 미지의 암종에 있어서의 사망지Aggressivitat der palliativen Chemotherapie und Sterbeort beim Kolorektalen Karzinom und Karzinom mit unbekanntem Primum〉, *Zeitschrift für Palliativmedizin*, 2010, 11권, 기고문 V1_1.

19 Matter-Walstra KW, Achermann R, et al., "Delivery of health care at the end of life in caner patients of four swiss cantons: a retrospective database study(SAKK 89/09)", *BMC Cancer*, 2014, 14권, Article 306.

20 Sampson EL, Candy B, Jones L, "Enteral tube feeding for older people with advanced dementia", *Cochrane Databse of Systematic Reviews*, 2009.4.15, 2권, CD007209.

21 Angus DC, Barnato AE, Linde-Zwirble WT, Weissfeld LA, Watson RS, Rickert T, Rubenfeld GD; Robert Wood Johnson Foundation ICU End-Of-Life Peer Group, "Use of intensive care at the end of life in the United States: an epidemiologic study", *Critical Care Medicine*, 2004, 32건, 638-643쪽. 독일의 경우 사망 장소를 통계화한 자료가 부재한 관계로 정확한 숫자를 기재할 수 없었다.

22 Vorlandes AE, Paasche-Orlow MK, Mitchell SL, et al., "Randomized cintrolled trial a video decision support tool for cardiopulmonary resuscitation decision making in advanced cancer", *Journal of Clinical Oncology*, 2013, 31권, 380-386쪽.

23 저자 무명, 〈최소한 돈가스의 가치만큼이라도 존중해주세요Bitte um die Wurde eines Schnitzels〉, 《독일의사협회》, 2008, Jg. 105, 47호, A1412-1413쪽.

24 실명이 아닌 가명으로 비고고 있다(역자 주).

25 비교: Richter-Kuhlmann EA, Jachertz N, 〈연방의사회의 기념 심포지엄: 완화치료의학은 듣는다는 의미이다Gedenksymposium der Bundesarztekammer: Palliativmedizin heißt zuhoren〉, 《독일의사협회》, 2012, Jg. 109, A1412-1213쪽.

12장

1 Neudert C, Wasner M, Borasio GD, "Patients' assessment of quality of life instruments: a randomised study of SIP, SF-36 and SEIQQL-DW in patients with amyotrophic lateral sclerosis", *Journal of the Neurological Sciences*, 2001, 191권, 103-109쪽.

2 Kierkegaard S, *Synspunkter for min Forfatter Virksomhet. S.K., Die Schriften über sich selbst*, Regensburg: Eugen Diederichs Verlag, 1951, 38-39쪽.

3 Böhme G, 《실제적 관점에서의 인류학*Anthropologie in pragmatischer Hinsicht*》, Bielefeld und Basel: Edition Sirius, 2010.

4 Rilke RM, 《기도서: 빈곤과 죽음에 관한 책*Das Stundenbuch. Das Buch von der Armut und dem Tode*》, Frankfurt a.M.: Insel, 1972.

표 문헌 출처

표 1.1: 비스바덴 소재 독일연방통계청, www.destatis.de

표 1.2: 비스바덴 소재 독일연방통계청, www.destatis.de

표 1.3: 시슬리 손더스 재단Cicely Saunders Foundation

표 6.1: Government of Oregon: Death with Dignity Act-Annual Report 2013,
http://public.health.oregon.gov/providerPartnerResources/EvaluationResearch/
DeathwithDignityAct/Documents/year15.pdf

표 7.1: Borasio GD, Jox RJ, Taupitz J, Wiesing U: 죽음에 있어서의 자율성-
생의 배려. 조력을 받은 자의임종의 법제화를 위한 법률안. Stuttgart: Verlag
W.Kohlhammer 2014, 수정본: Gamondi C, Borasio GD, Limoni C, Preston
N, Payne S: Legalisation of assisted suicide: a safeguard to euthanasia? *The
Lancet* 2014, 385권, 127쪽

표 11.1: OECD, Health at a Glance 2013: OECD Indicators, OECD Publishing,
http://dx.coi.org/10.1787/health_glance-2013-3n

관련 웹사이트

Palliativ-Portal: www.palliativ-portal.de

Wegweiser Hospiz und Palliativmedizin: www.wegweiser-hospiz-palliativmedizin.de

Deutsche Gellschaft für Palliativmedizin (DGP): www.dgpalliativmedizin.de

Deutscher Hospiz und Palliativverband (DHPV): www.dhpv.de

Arbeitsgemeinschaft SAPV: www.ag-sapv.de

Deutsche Krebshilfe: www.krebshilfe.de

Deutsche Krebsgesellschaft: www.krebsgesellschaft.de

Deutsche Alzheimer-Gesellschaft: www.deutsche-alzheimer.de

Deutsche Gesellschaft für Muskelkranke (DGM): www.dgm.org

Spiritual Care: www.spiritualcare.de

Patienteninformations-Portal: www.patienten-information.de

Therapie-Leitlinien in Deutschland: www.awmf.org/leitlinien.html

Österreichische PalliativGesellschaft: www.palliativ.at

Schweizerische Gesellschaft für Palliative Care: www.palliative.ch

사전의료의향서 관련 팜플렛

Bundesjustizministerium: www.bmj.de ('Patientenverfügung' 검색)
Bayerisches Justizministerium: www.bestellen.bayern.de ('Patientenverfügung'
   검색. 〈사고, 질병 그리고 노령을 위한 대비Vorsorge für Unfall, Krankheit und
   Alter〉는 독일 내 서점에서 구입 가능, Verlag C.H.Beck, 2011)

'인위적인 영양의 공급과 유동식의 공급'에 관한 입문서

Bayerisches Sozialministerium: www.bestellen.bayern.de 'Künstliche Ernährung'
   검색